伤寒论随文简释

张惊湖◎著

全国百佳图书出版单位
中国中医药出版社
·北　京·

图书在版编目（CIP）数据

伤寒论随文简释 / 张惊湖著 . —北京：中国中医药出版社，2022.1
ISBN 978 - 7 - 5132 - 7329 - 9

Ⅰ . ①伤… Ⅱ . ①张… Ⅲ . ①《伤寒论》—注释
Ⅳ . ① R222.22

中国版本图书馆 CIP 数据核字（2021）第 242600 号

中国中医药出版社出版
北京经济技术开发区科创十三街 31 号院二区 8 号楼
邮政编码 100176
传真 010-64405721
山东百润本色印刷有限公司印刷
各地新华书店经销

开本 787 × 1092 1/32 印张 6 字数 94 千字
2022 年 1 月第 1 版 2022 年 1 月第 1 次印刷
书号 ISBN 978 - 7 - 5132 - 7329 - 9

定价 49.00 元
网址 www.cptcm.com

服务热线 010-64405510
购书热线 010-89535836
维权打假 010-64405753

微信服务号 zgzyycbs
微商城网址 https://kdt.im/LIdUGr
官方微博 http://e.weibo.com/cptcm
天猫旗舰店网址 https://zgzyycbs.tmall.com

如有印装质量问题请与本社出版部联系（010-64405510）
版权专有 侵权必究

作者简介

张惊湖，男，生于1957年10月，中医世家，中医本科学历，中医主任医师，教授，乌兰察布市名中医。曾任内蒙古乌兰察布医学高等专科学校教学副校长（2017年12月退休）。乌兰察布市第一、二、三届人大常委会委员。现任中国民族医药学会教育分会理事。从事中医教学与临床近40年。曾讲授“伤寒论”“金匮要略”“中医内科学”“中药学”等课程。理论上重点研习仲景学说，临床上主张纯中医思维辨证论治。曾发表论文30余篇，主编医学教材1部，副主编教材1部，编写专著《常用中药功效比较》。

前言

《伤寒论》是一部理论与实践相结合的中医典籍，是学习研究中医学的必读书。但因其文义深奥，初学者阅读理解有一定困难。本书将《伤寒论》中的重要词句随文串释，旨在帮助读者诵读《伤寒论》原文时，能直观其大意，从而提高学习效率。

需要说明的几点：

一、本书依照明代赵开美复刻宋本《伤寒论》398条原文顺序，随文串释。其中方药部分，只列出，未注释。

二、本书注释内容，侧重于条文词句的病机分析。多从“为什么这样”的角度进行阐释，而不是从古文白话的角度进行文句对译。

三、本书注释力求精、简，尽可能用较少的文字说明词句的核心要义，难免存在不全面、不具体、不深刻的情况。

四、本书只对《伤寒论》条文中比较难解的词句进行注释，而对较为明了易解的部分未加注释。

五、本书主要对《伤寒论》原文中反映病机的词句进行注释，同时对与说明病机密切相关的其他词句也作了简释。

六、为使注释词句的病机与条文的基本含义保持逻辑关系，对某些脉证病机产生的前因后果进行了一定程度的延伸注释。因此，有些注释内容与原文词句可能存在不完全对应的情况。

七、为帮助读者把握条文的中心思想，在条文后加注了“提要”。

八、为使注释内容相对中肯、客观，在编著过程中，参考了古今有代表性的多家《伤寒论》注本和现代多版《伤寒论讲义》及教学参考书，吸取了各方面比较一致的观点，并对一些历代注家分歧较大和认为原文医理欠通、避而不注的个别词句作了探索性的注释，以供参考。

本书历时两年余，八易其稿，然而由于本人水平所限，书中难免有错漏之处，敬希各位老师和学者不吝批评指正，以便再版时修订完善。

张惊湖

二〇二一年十月　于杭州

目录

张仲景原序

论曰：余每览越人入虢之诊，望齐侯之色，未尝不慨然叹其才秀也。怪当今居世之士，曾不留神医药，精究方术，上以疗君亲之疾，下以救贫贱之厄，中以保身长全，以养其生，但竞逐荣势，企踵权豪，孜孜汲汲，惟名利是务，崇饰其末，忽弃其本，华其外而悴其内，皮之不存，毛将安附焉？卒然遭邪风之气，婴非常之疾，患及祸至，而方震栗，降志屈节，钦望巫祝，告穷归天，束手受败。赍百年之寿命，持至贵之重器，委付凡医，恣其所措。咄嗟呜呼！厥身已毙，神明消灭，变为异物，幽潜重泉，徒为啼泣。痛夫！举世昏迷，莫能觉悟，不惜其命，若是轻生，彼何荣势之云哉！而进不能爱人知人，退不能爱身知己，遇灾值祸，身居厄地，蒙蒙昧昧，蠢若游魂。哀乎！趋世之士，驰竞浮华，不固根本，忘躯徇物，危若冰谷，至于是也！

余宗族素多，向余二百。建安纪年以来，犹未十稔，其死亡者三分有二，伤寒十居其七。感往昔之沦丧，伤横夭之莫救，乃勤求古训，博采众方，撰用《素问》《九卷》《八十一难》《阴阳大论》《胎胪药录》，并平脉辨证，为《伤寒杂病论》，合十六卷。虽未能尽愈诸病，庶可以见病知源，若能寻余所集，思过半矣。

夫天布五行，以运万类；人禀五常，以有五脏；经络府俞，阴阳会通，玄冥幽微，变化难极。自非才高识妙，岂能探其理致哉！上古有神农、黄帝、岐伯、伯高、雷公、少俞、少师、仲文，中世有长桑、扁鹊，汉有公乘阳庆及仓公，下此以往，未之闻也。观今之医，不念思求经旨，以演其所知；各承家技，终始顺旧，省疾问病，务在口给；相对斯须，便处汤药；按寸不及尺，握手不及足；人迎趺阳，三部不参；动数发息，不满五十；短期未知决诊，九候曾无仿佛；明堂阙庭，尽不见察，所谓窥管而已。夫欲视死别生，实为难矣！

孔子云：生而知之者上，学则亚之。多闻博识，知之次也。余宿尚方术，请事斯语。

辨太阳病脉证并治（上）

（1）太阳之为病，脉浮（外邪袭表，正气浮盛于表而向外抗邪，气血奔集于外，故脉浮），头项强痛（风寒袭表，太阳经脉阻滞不利）而恶寒（寒邪袭表，卫气受损，温煦功能下降）。

提要：太阳病脉症总纲。

（2）太阳病，发热（风邪袭表，卫气达表抗邪，正邪相搏故发热），汗出（卫气奋力抗邪，营阴失于固护），恶风（风邪外袭，卫外失固），脉缓（风性疏泄，且汗出营阴更弱，故脉象松弛而呈缓象）者，名为中风。

提要：太阳中风证脉症提纲。

（3）太阳病，或已发热（邪弱正强，卫气能及时达表与邪相争），或未发热（邪盛正弱，卫阳郁闭较甚，一时未能抗邪于表），必恶寒（寒邪袭表，卫阳被遏，肌表失于温煦），体痛（营卫郁遏，经气运行不利），呕逆（表气闭郁，肺失肃降，导致胃气上逆），脉阴阳俱紧（寒邪外侵，正气与之相搏，斗争激烈，寸关尺三部脉浮紧）者，名为伤寒。

提要：太阳伤寒证脉症提纲。

（4）伤寒一日，太阳受之，脉若静者，为不传（脉象未变，与太阳表证相应，脉症相对稳定，暂不传变）；颇欲吐（少阳证象），若躁烦（阳明证象），脉数急（热证脉象）者，为传也（症和脉均表示表邪有入里化热征象，故为传也）。

提要：据脉症之变与不变，辨太阳病传与不传。

（5）伤寒二三日（当传之时），阳明少阳证不见者（病证仍在太阳），为不传也。

提要：承上条辨太阳病未发生传变。

（6）太阳病，发热而渴，不恶寒者，为温病（温热之邪所致外感疾病，属广义伤寒）。若发汗已（误汗伤阴），身灼热者（津伤热盛），名风温（误汗后变证，与后世风温病不同）。风温为病，脉阴阳（寸关尺）俱浮（热邪鼓动气血），自汗出（热邪蒸腾津液外泄），身重（热伤元气），多眠睡（热扰心神），鼻息必鼾（邪热壅肺），语言难出（心主言，舌为心之苗，此为热扰心神的表现）。若被下者，小便不利（误下伤津，化源不足），直视（津伤目失所养）失溲（热盛神昏，肛门失控）；若被火者，微发黄色（如因火法误治，则热势更重，轻者热灼肝胆，胆汁外溢而身黄），剧则如惊痫，时瘛疭（热极生风——热伤津液，水不涵木，肝风内动，故见肢体抽搐）；若火熏之（皮肤像烟火熏过，为热伤营血、皮失所养所致），一逆尚引日（初起误治较轻，尚可苟延时日），再逆促命期（再误则后果严重，生命危在旦夕）。

提要：太阳温病的主要特点及其误治后的变证。

（7）病有发热恶寒者（正气尚旺，与邪交争激烈），发于阳（三阳经）也；无热恶寒者（正气虚衰，抗邪力弱），发于阴（三阴经）也。发于阳，七日愈；发于阴，六日愈。以阳数七、阴数六故也。

提要：辨病发于阳或发于阴。

（8）太阳病，头痛至七日以上自愈者（七日为太阳病自愈之期），以行（病程发展）其经（太阳经）尽（结束）故也。若欲作再经者（如出现传入阳明的征兆），针足阳明（充实阳明，未病先防），使经不传则愈。

提要：太阳病经尽自愈及预防传经之法。

（9）太阳病，欲解时（有利于病邪解除的时机），从巳至未上（9~15时自然界阳气最旺，人体得天阳之助，风寒之邪易除）。

提要：据天人相应原理，推测太阳病欲愈的时间。

（10）风家（太阳表证患者），表解而不了了者（表证解除不彻底），十二日愈（一般为七日愈，正气虽不强盛，但可胜邪，故病程较长）。

提要：预测太阳病表解后精神欠爽至正复自愈的时间。

（11）病人身大热（阴寒内盛，虚阳浮越），反欲得衣者，热在皮肤（表层），寒在骨髓（内里）也；身大寒（邪热壅盛于内，阳气内郁，不能透达于外），反不欲近衣者，寒在皮肤（表层），热在骨髓（内里）也。

提要：从病人的喜恶，辨真寒假热、真热假寒证。

（12）太阳中风，阳浮而阴弱（既指脉象为浮缓之脉，复言病机为卫强营弱）。阳浮者，热自发（卫阳外浮与邪相争）；阴弱者，汗自出（卫阳外浮抗邪，固护营阴之力减弱，而致汗出，汗出又使营阴相对不足）。啬啬恶寒，淅淅恶风（风寒外侵，卫阳被遏，表失温煦则恶寒，汗出肌疏则恶风），翕翕发热（卫阳浮盛于外与邪相争），鼻鸣（皮毛受邪，肺气不利）干呕者（肺胃同主肃降，肺气不利，导致胃气上逆），桂枝汤主之。

提要：太阳中风证的病因病机及证治。

治法：解肌祛风，调和营卫。

桂枝汤方

桂枝三两（去皮） 芍药三两 甘草二两（炙） 生姜三两（切） 大枣十二枚（擘）

上五味，㕮咀三味。以水七升，微火煮取三升，去滓，适寒温，服一升。服已须臾，啜热稀粥一升余，以助药力。温覆令一时许，遍身絷絷微似有汗者益佳，不可令如水流漓，病必不除。若一服汗出病差，停后服，不必尽剂。若不汗，更服依前法。又不汗，后服小促其间。半日许，令三服尽。若病重者，一日一夜服，周时观之。服一剂尽，病证犹在者，更作服。若汗不出，乃服至二三剂。禁生冷、黏滑、肉面、五辛、酒酪、臭恶等物。

（13）太阳病，头痛（太阳经脉上行于头，经气受邪，气行不利，故头痛），发热（风寒袭表，阳气闭郁，正邪相争则发热），汗出，恶风（营卫不和），桂枝汤主之（方见12条）。

提要：桂枝汤证的主要临床表现与治疗。

（14）太阳病，项背强几几（几，音紧，紧张不柔和貌，风寒外侵，太阳经气不利，阻滞津液的运行，经脉失去濡养），反汗出恶风者（表虚受风，营卫不和），桂枝加葛根汤主之。

提要：太阳中风兼经脉不利的证治。

治法：解肌祛风，调和营卫，升津舒经。

桂枝加葛根汤方

葛根四两　麻黄三两（去节）　芍药二两　生姜三两（切）　甘草二两（炙）　大枣十二枚（擘）　桂枝二两（去皮）

上七味，以水一斗，先煮麻黄、葛根，减二升，去上沫，内诸药，煮取三升，去滓。温服一升，覆取微似汗，不须啜粥，余如桂枝法将息及禁忌。

（15）太阳病，下之后（表证误下后，正气损伤尚轻），其气上冲者（一方面自觉有上冲之气，另一方面表示头痛、发热等表证仍在，反映表证误下后，仍有表邪外出之机，尚未传里），可与桂枝汤（方见12条）。若不上冲者（表证已传里），不得与之。

提要：太阳病误下后，表证仍在，治宜解表；表邪内陷，禁用汗法。

（16）太阳病三日，已发汗，若吐，若下，若温针，仍不解者（经多种治疗无效），此为坏病（证候复杂，病证规律欠清晰，一般治法难以奏效的病证），桂枝不中（不可）与之也。观其脉证（全面综合辨证），知犯何逆（抓住病机核心），随证治之（根据病证发展变化灵活施治）。桂枝（指桂枝汤）本为解肌（解肌祛风之剂），若其人脉浮紧，发热汗不出者（太阳伤寒表实证，应予麻黄汤峻汗），不可与之也（不可用桂枝汤）。常须识（音志，铭记）此，勿令误也（发汗不及，祛邪失时，可酿成变证）。

提要：太阳伤寒表实无汗者禁用桂枝汤。

（17）若酒客病（湿热内蕴之人），不可与桂枝汤，得之则呕（桂枝汤辛温助热，味甘助湿，酒客用之，湿热相加，脾胃升降失和则呕），以酒客不喜甘故也。

提要：以酒客为例，提示湿热内蕴者禁用桂枝汤。

（18）喘家作（素有喘证宿疾，因表证引发）桂枝汤，加厚朴杏子佳（比较合适，素疾难除，故不曰主之）。

提要：外感风寒引发宿疾喘息的证治。

治法：解肌祛风，降气平喘。

桂枝加厚朴杏子汤方

桂枝三两（去皮）　甘草二两（炙）　生姜三两（切）　芍药三两　大枣十二枚（擘）　厚朴二两（炙，去皮）　杏仁五十枚（去皮尖）

上七味，以水七升，微火煮取三升，去滓。温服一升，覆取微似汗。

（19）凡服桂枝汤吐者（里热壅盛，复加甘温之品，火迫胃气上逆），其后必吐脓血（热伤血络）也。

提要：里热壅盛者，禁用桂枝汤。

（20）太阳病，发汗（发汗太过），遂漏不止（过汗伤阳，卫气不固），其人恶风（表邪未尽，更兼卫阳损伤），小便难（过汗阴阳兼损伤，一方面阳虚气化受阻，另一方面过汗津伤化源不足），四肢微急，难以屈伸者（阳虚失温煦，阴虚失濡润），桂枝加附子汤主之。

提要：太阳病发汗太过，表证不解，兼阳虚汗漏的证治。

治法：解肌祛风，扶阳固表。

桂枝加附子汤方

桂枝三两（去皮） 芍药三两 甘草三两（炙） 生姜三两（切） 大枣十二枚（擘） 附子一枚（炮，去皮，破八片）

上六味，以水七升，煮取三升，去滓，温服一升。

本云：桂枝汤，今加附子，将息如前法。

（21）太阳病，下之后（误下后），脉促（误下伤正，表邪内陷，正邪搏击于胸中，胸阳被阻，脉气不利，而现短促）胸满者（误下伤阳，胸阳虚滞，不能伸展故满），桂枝去芍药汤（芍药酸收性寒，不利通阳散满）主之。

提要：太阳病误下，致表证不解，兼胸阳不振的证治。

治法：解肌祛风，宣通胸阳。

桂枝去芍药汤方

桂枝三两（去皮） 甘草二两（炙） 生姜三两（切） 大枣十二枚（擘）

上四味，以水七升，煮取三升，去滓，温服一升。

本云：桂枝汤，今去芍药，将息如前法。

（22）若微寒者（损伤胸阳较重，出现胸满脉微而恶寒），桂枝去芍药加附子汤主之。

提要：承上条辨太阳病误下后，表证仍在，兼损胸阳较重的证治。

治法：解肌祛风，温经复阳。

桂枝去芍药加附子汤方

桂枝三两（去皮） 甘草二两（炙） 生姜三两（切） 大枣十二枚（擘） 附子一枚（炮，去皮，破八片）

上五味，以水七升，煮取三升，去滓，温服一升。

本云：桂枝汤，今去芍药，加附子，将息如前法。

（23）太阳病，得之八九日（表证日久不愈），如疟状（寒热呈间歇性发作），发热恶寒（表证仍在），热多寒少（病久邪微，阳气渐进），其人不呕（排除病在少阳），清便欲自可（排除病在阳明），一日二三度发（正邪交争持续，势力消长起伏）。脉微缓者，为欲愈也（脉由紧变缓，为正复邪去之佳兆）。脉微而恶寒者，此阴阳俱虚（表里阳虚），不可更发汗、更下、更吐也（阳虚宜温，汗、下、吐均易伤阳夺液，故属禁用）。面色反有热色者（邪气久郁在表，阳气怫郁），未欲解也，以其不能得小汗出（邪无出路），身必痒（邪郁在表日久未得发泄），宜桂枝麻黄各半汤。

提要：太阳病日久不愈的三种转归及表郁轻证的证治。

治法：辛温轻剂，小发其汗。

桂枝麻黄各半汤方

桂枝一两十六铢（去皮） 芍药 生姜（切） 甘草（炙） 麻黄（去节）各一两 大枣四枚（擘） 杏仁二十四枚（汤浸，去皮尖及两仁者）

上七味，以水五升，先煮麻黄一二沸，去上沫，内诸药，煮取一升八合，去滓，温服六合。

本云：桂枝汤三合，麻黄汤三合，并为六合，顿服。将息如上法。

（24）太阳病，初服桂枝汤，反烦不解者（邪重药轻，邪滞阳郁），先刺风池、风府（疏通太阳经脉以泄风邪），却与桂枝汤则愈（续服桂枝汤解肌祛风）。

提要：太阳中风证，邪气较重时，当针药并用。

（25）服桂枝汤，大汗出（汗不如法，应微微汗出，不可令如水流漓，大汗则病必不除），脉洪大者（汗大出时，阳盛于外），与桂枝汤，如前法（虽脉洪大，但无大热、大渴等阳明里热征象，提示病仍在表）。若形似疟（恶寒发热呈间歇性发作），一日再发者（一日发两次，示正虚邪微，斗争平缓），汗出必解（表郁轻症，微汗即可），宜桂枝二麻黄一汤。

提要：太阳病服桂枝汤后两种不同的转归及证治，提示表郁轻症的临床特点和治疗。

治法：辛温轻剂，微发其汗。

桂枝二麻黄一汤方

桂枝一两十七铢（去皮）　芍药一两六铢　麻黄十六铢（去节）　生姜一两六铢（切）　杏仁十六个（去皮尖）　甘草一两二铢（炙）　大枣五枚（擘）

上七味，以水五升，先煮麻黄一二沸，去上沫，内诸药，煮取二升，去滓，温服一升，日再服。

本云：桂枝汤二分，麻黄汤一分，合为二升，分再服。今合为一方，将息如前法。

（26）服桂枝汤，大汗出后（汗不得法，津气两伤），大烦渴不解（津伤热盛，气阴两虚），脉洪大者

（里热蒸腾，气血涌盛），白虎加人参汤主之。

提要：服桂枝汤后，阳明热盛，气阴两伤的证治。

治法：辛寒清热，益气生津。

白虎加人参汤方

知母六两　石膏一斤（碎，绵裹）　甘草二两（炙）　粳米六合　人参三两

上五味，以水一斗，煮米熟汤成，去滓，温服一升，日三服。

（27）太阳病，发热恶寒，热多寒少（风寒较轻，内有郁热）。脉微弱者，此无阳也，不可发汗（阳虚明显者，仍不可用桂枝二越婢一汤，尽管微汗，亦属禁忌）。宜桂枝二越婢一汤。

注：“宜桂枝二越婢一汤”应接在“热多寒少”之后，为倒装文法。

提要：太阳表郁兼内热轻证的证治和桂枝二越婢一汤的禁例。

治法：微发其汗，兼清内热。

桂枝二越婢一汤方

桂枝（去皮）　芍药　麻黄　甘草（炙）各十八铢　大枣四枚（擘）　生姜一两二铢（切）　石膏二十四铢（碎，绵裹）

上七味，以水五升，先煮麻黄一二沸，去上沫，

内诸药，煮取二升，去滓，温服一升。

本云：当裁为越婢汤、桂枝汤合之，饮一升。今合为一方，桂枝汤二分，越婢汤一分。

（28）服桂枝汤，或下之（因心下满微痛，误认为阳明腑证而下之），仍头项强痛，翕翕发热，无汗（外有表邪，内有停饮，水郁经脉，表里气机不利，非单纯表邪所致，故服桂枝汤无效），心下满微痛（水停心下，阻滞气机，因有痛非痞证，因微痛非结胸），小便不利者（水饮凝聚，水道不通，可见水停中焦亦有小便不利之候），桂枝去桂加茯苓白术汤主之。

提要：脾虚水停，水邪阻遏，致使太阳经腑之气不利的证治。

治法：调和营卫，健脾利水。

桂枝去桂加茯苓白术汤方

芍药三两　甘草二两（炙）　生姜（切）　白术　茯苓各三两　大枣十二枚（擘）

上六味，以水八升，煮取三升，去滓，温服一升。小便利则愈。

本云：桂枝汤，今去桂枝，加茯苓、白术。

（29）伤寒，脉浮，自汗出（表邪不解，营卫不和），小便数（阳虚不摄），心烦（阴虚，心神失养），微恶寒（表证仍在），脚挛急（阴虚，津液不能濡养筋脉），反与桂枝欲攻其表，此误也（发汗更伤阴阳）。得之便厥（阳虚失温），咽中干（阴伤不润），烦躁（阳虚液亏，心神失养），吐逆者（阳虚则脾胃之气上逆），作甘草干姜汤与之，以复其阳（阴阳两虚，先复其阳）；若厥愈足温者（阳气已恢复），更作芍药甘草汤与之（酸甘化阴，养筋除挛），其脚即伸（筋得滋养，小腿挛急得伸）。若胃气不和，谵语者（若服甘草干姜汤后，阳复太过，胃中燥热），少与调胃承气汤（泻热和胃，止其谵语）；若重发汗，复加烧针者（发汗、烧针均使阳气耗伤而更虚，病及少阴），四逆汤主之（回阳救逆）。

提要：论伤寒夹虚误汗后形成的变证及其救治方法，提示阴阳两虚，先复其阳的治则。

治法：先温中复阳，后酸甘复阴。

① 甘草干姜汤方（温中复阳）

甘草四两（炙）　干姜二两

上二味，以水三升，煮取一升五合，去滓，分温再服。

② 芍药甘草汤方（酸甘化阴）

白芍药　甘草（炙）各四两

上二味，以水三升，煮取一升五合，去滓，分温再服。

③ 调胃承气汤方（泻热和胃，润燥软坚）

甘草二两（炙） 芒硝半升 大黄四两（去皮，清酒洗）

上三味，以水三升，煮取一升，去滓，内芒硝，更上火微煮令沸，少少温服之。

④ 四逆汤方（回阳救逆）

甘草二两（炙） 干姜一两半 附子一枚（生用，去皮，破八片）

上三味，以水三升，煮取一升二合，去滓，分温再服。强人可大附子一枚，干姜三两。

（30）问曰：证象阳旦（阳旦指桂枝汤，病证很像桂枝汤证），按法治之而增剧（因表邪夹虚，若单用桂枝汤发汗，徒伤正气，故证反加剧），厥逆（阳虚失温），咽中干，两胫拘急（阴虚失濡润）而谵语（阴虚胃燥）。师曰：言夜半手足当温，两脚（小腿）当伸，后如师言，何以知此？答曰：寸口脉浮而大，浮为风（表阳不足，风邪入侵），大为虚（阴虚于下），风则生微热（表虚风袭，正邪相搏），虚则两胫挛（阴虚于下，胫失濡养）。病形象桂枝（伤寒夹虚，表面看像桂枝证），因加附子参其间，增桂令汗出，附子温经，亡阳故也（本宜桂枝汤加附子，温经复阳，固表敛液，现不加附子，反增桂枝用量，辛散过度，以致阳气更虚）。厥逆，咽中干，烦躁，阳明内结，谵语烦乱（本为伤寒夹虚证，用大量桂枝辛散过度，耗阳伤液，形成阴阳两虚兼胃中燥结之格局），更饮甘草干姜汤，夜半阳气还，两足当热（阴阳两虚，阳虚为本，故先复其阳）。胫尚微拘急，重与芍药甘草汤，尔乃胫伸（再酸甘化阴，阴液得复，下肢得润而舒展）。以承气汤微溏，则止其谵语（阳复阴还，只剩胃中燥结，以调胃承气汤微通大便，使里热得以下泄，则谵语自止），故知病可愈。

提要：本条为解释上条而设。

辨太阳病脉证并治（中）

（31）太阳病，项背强几几（风寒外束，卫阳被遏，营阴郁滞，经脉失养），无汗（太阳伤寒表实），恶风（恶寒之互词），葛根汤主之。

提要：太阳伤寒证兼太阳经脉不利的证治。

治法：发汗解表，升津舒筋。

葛根汤方

葛根四两　麻黄三两（去节）　桂枝二两（去皮）　生姜三两（切）　甘草二两（炙）　芍药二两　大枣十二枚（擘）

上七味，以水一斗，先煎麻黄、葛根，减二升，去白沫，内诸药，煮取三升，去滓，温服一升。覆取微似汗。余如桂枝法将息及禁忌。诸汤皆仿此。

（32）太阳与阳明合病者（此条合病，核心病机发生在太阳，症状重点表现在阳明），必（如果）自下利（未经误治，亦非里虚里热之利，实指太阳之邪内迫阳明而利），葛根汤主之（病邪重心在表，表解里自和而利止，古称“逆流挽舟”。方见31条）。

提要：太阳伤寒内迫阳明下利的证治。

（33） 太阳与阳明合病，不下利，但呕者（太阳之邪内迫阳明，致胃气上逆），葛根加半夏汤主之。

补注：上两条，葛根既能解表，又能内强阳明，故太阳阳明合病选用之。

提要：太阳与阳明合病呕逆的证治。

治法：发汗解表，降逆止呕。

葛根加半夏汤方

葛根四两　麻黄三两（去节）　甘草二两（炙）　芍药二两　桂枝二两（去皮）　生姜二两（切）　半夏半升（洗）　大枣十二枚（擘）

上八味，以水一斗，先煮葛根、麻黄，减二升，去白沫，内诸药，煮取三升，去滓，温服一升。覆取微似汗。

（34）太阳病，桂枝证，医反下之（表证误下），利遂不止（热邪传里，下迫大肠），脉促者（正气抗邪力强，病邪尚未完全内陷于里），表未解也（可考虑葛根汤解表以和里）。喘而汗出者（因肺与大肠相表里，邪热内陷大肠，上蒸于肺则喘，外蒸于表则汗出），葛根黄芩黄连汤主之。

提要：太阳病误下，里热夹表邪下利的两种证治。

治法：清热止利，兼以解表。

葛根黄芩黄连汤方

葛根半斤　甘草二两（炙）　黄芩三两　黄连三两

上四味，以水八升，先煮葛根，减二升，内诸药，煮取二升，去滓，分温再服。

（35）太阳病，头痛发热，身疼腰痛，骨节疼痛（风寒外侵，太阳经脉不利，故头身腰痛，正邪相搏，故发热），恶风（恶寒之互词，风寒外袭，卫阳主攻抗邪，温煦功能降低），无汗（风寒客表，寒主收引，汗孔闭而不开）而喘者（风寒袭表，肺气郁滞），麻黄汤主之。

提要：太阳伤寒表实证的证治。

治法：辛温发汗，宣肺平喘。

麻黄汤方

麻黄三两（去节）　桂枝二两（去皮）　甘草一两（炙）　杏仁七十个（去皮尖）

上四味，以水九升，先煮麻黄，减二升，去上沫，内诸药，煮取二升半，去滓，温服八合。覆取微似汗，不须啜粥，余如桂枝法将息。

（36）太阳与阳明合病，喘而胸满者（表邪外束，肺胃之气闭阻），不可下（无痰、饮、瘀血积滞），宜麻黄汤（方见35条）。

提要：太阳阳明合病，以太阳病为主，宜先解表

的治法。

（37）太阳病，十日已去（表证时间较久），脉浮细（邪退正虚）而嗜卧者（正气尚未全复，邪气已衰不争），外已解也。设胸满胁痛者（传入少阳），与小柴胡汤。脉但浮者（病仍在表，未经传变），与麻黄汤（方见35条）。

提要：太阳病多日，可能出现的三种转归。

小柴胡汤方

柴胡半斤　黄芩三两　人参三两　甘草三两（炙）　生姜三两（切）　大枣十二枚（擘）　半夏半升（洗）

上七味，以水一斗二升，煮取六升，去滓，再煎取三升。温服一升，日三服。

（38）太阳中风（非病名，是病因，强调外受风寒），脉浮紧，发热恶寒，身疼痛，不汗出（太阳伤寒表实证）而烦躁者（内有郁热，无从宣泄），大青龙汤主之。若脉微弱（里虚），汗出恶风者（表虚），不可服之。服之则厥逆（大汗亡阳，肌肤四末失温煦），筋惕肉瞤（大汗亡阳损阴，筋脉失养，肌肉跳动），此为逆也（治疗错误）。

提要：太阳伤寒兼内热烦躁的证治及大青龙汤的禁例。

治法：发汗解表，兼清内热。

大青龙汤方

麻黄六两（去节） 桂枝二两（去皮） 甘草二两（炙） 杏仁四十枚（去皮尖） 生姜三两（切） 大枣十枚（擘） 石膏如鸡子大（碎）

上七味，以水九升，先煮麻黄，减二升，去上沫，内诸药，煮取三升，去滓，温服一升，取微似汗。汗出多者，温粉粉之。一服汗者，停后服。若复服，汗多亡阳遂虚，恶风，烦躁，不得眠也。

（39）伤寒（伤于风寒）脉浮缓，身不疼，但重（感邪较轻，表气郁闭的另一种表现），乍有轻时（指身重偶有减轻时，区别于少阴病阳虚持续身重），无少阴证者（排除下利、肢厥、“脉微细，但欲寐”等少阴病症），大青龙汤发之（因体质等因素病证可表现为多种形式，但“不汗出而烦躁”的表郁内热病机为必有条件，用大青龙汤发散表邪，清泄内热，郁热亦可发散而解，故曰发之。方见38条）。

提要：承上条，补述太阳伤寒兼内热的证治。

（40）伤寒表不解（外有表邪），心下有水气（内有水饮停滞），干呕（水饮犯胃）发热（表证仍在）而咳（水逆犯肺），或渴（水阻气化），或利（水渍大肠），或噎（水阻气滞），或小便不利，少腹满（水蓄下焦），或喘者（水逆犯肺），小青龙汤主之。

提要：太阳伤寒兼水饮内停的证治。

治法：辛温解表，温化水饮。

小青龙汤方

麻黄（去节） 芍药 细辛 干姜 甘草（炙） 桂枝（去皮）各三两 五味子半升 半夏半升（洗）

上八味，以水一斗，先煮麻黄，减二升，去上沫，内诸药，煮取三升，去滓，温服一升。若渴，去半夏，加栝楼根三两；若微利，去麻黄，加荛花，如一鸡子，熬令赤色；若噎者，去麻黄，加附子一枚，炮；若小便不利，少腹满者，去麻黄，加茯苓四两；若喘，去麻黄，加杏仁半升，去皮尖。且荛花不治利，麻黄主喘，今此语反之，疑非仲景意。

（41）伤寒心下有水气，咳而微喘（外寒内饮，肺气不利），发热（表证不解）不渴（水饮内停，但未影响气化）。服汤已（服小青龙汤后）渴者（温解之余一时津液不足），此寒（指在表风寒和在里寒饮）去欲解也。小青龙汤主之（方见40条）。

注：“小青龙汤主之”应接在“发热不渴”后，为倒装文法。

提要：承上条，补述太阳伤寒兼水饮内停的证治及服药后判断疗效的指征。

（42）太阳病，外证未解（病程较长，太阳中风证仍在），脉浮弱者（与浮缓病机一样，为太阳中风阳浮而阴弱），当以汗解，宜桂枝汤（方见12条）。

提要：太阳病脉浮弱者，宜桂枝汤。

（43）太阳病，下之微喘者（表证误下，风寒之邪内陷于肺，肺气上逆作喘，微喘与里证之喘比较相对而微，并非喘必轻微），表未解故也（重心在表郁，兼肺气不利），桂枝加厚朴杏子汤主之（本条喘为新病曰“主之”，18条喘为宿疾曰“佳”）。

提要：太阳中风兼肺寒气逆的证治。

（44）太阳病，外证未解，不可下也，下之为逆（太阳病迁延不愈，或兼有里实，只要表证未除，即不可下，如误下之，可致表邪内陷），欲解外者，宜桂枝汤（以桂枝汤举例，指宜选用合适的解表剂。方见12条）。

提要：强调太阳病宜汗忌下的治疗原则。

（45）太阳病，先发汗不解（汗不如法），而复下之（误下），脉浮者（虽经误下，邪未入里）不愈（表证仍在）。浮为在外，而反下之，故令不愈。今脉浮，故在外，当须解外则愈，宜桂枝汤（汗下后正气有损，虽表证仍在，但不宜峻汗，宜桂枝汤缓发其汗。方见12条）。

提要：太阳病汗下后病仍在表，未成变证，仍当

解表的治法。

（46）太阳病，脉浮紧，无汗，发热，身疼痛，八九日不解（伤寒表实证，病程较久），表证仍在，此当发其汗。服药已微除（服麻黄汤后，表证稍解），其人发烦目瞑（表证日久不愈，阳气受郁多时，虽表证微除，但正邪仍相持斗争）；剧者必衄（阳郁较深者，损伤阳络致衄），衄乃解（血汗同源，郁随衄解）。所以然者，阳气重故也（表闭日久，阳郁较重，难以一汗了之）。麻黄汤主之（方见35条）。

注："麻黄汤主之"应接在"此当发其汗"后，为倒装文法。

提要：补述太阳伤寒证的证治及服麻黄汤后的不同反应。

（47）太阳病，脉浮紧，发热，身无汗（太阳伤寒证），自衄者愈（表证失汗，阳郁致衄，表邪随衄而解，但衄必不多，多则为热盛）。

提要：太阳伤寒证，得衄者病愈。

（48）二阳并病（太阳与阳明病先后出现），太阳初得病时，发其汗，汗先出不彻（汗不如法），因转属阳明（汗出不彻，徒伤津液，表邪入里化燥转属阳明），续自微汗出，不恶寒（阳明里热渐甚，迫津外泄，故微汗出，表邪入里化热，故不恶寒）。若太阳病证不罢者，不可下（二阳并病，太阳病证仍在者，不可先用下法，恐表邪内陷），下之为逆，如此可小发汗（因前已发汗，且病已部分传变，故只宜微汗而不可峻汗）。设面色缘缘正赤者（太阳表证不罢之面象），阳气怫郁在表（表邪不解，阳气郁遏于外，是满面红赤之因），当解之（发汗）熏之（药熏取汗解表）。若发汗不彻，不足言（指发汗量少，不值一提），阳气怫郁不得越（发汗不彻，阳气仍郁），当汗不汗，其人躁烦（表邪不解，阳郁生热），不知痛处，乍在腹中，乍在四肢，按之不可得（形容烦躁不安，不知所措，难以名状，概由阳郁无以透达所致），其人短气（表气郁闭，肺气失宣而气息短促），但坐（只因为）以汗出不彻故也，更发汗则愈（仍需发汗）。何以知汗出不彻？以脉涩（外邪郁闭，阳气不能宣达，脉道不畅）故知也。

提要：太阳病发汗不彻的三种转归及证治。

（49）脉浮数者（表证兼见郁热较重的脉象，重点是浮而不是数，需与表证同在方可确认病在表），法当汗出而愈（表证正治之法）。若下之（以脉浮数误认为里热而误下），身重心悸者（误下伤阳），不可发汗（恐更伤阳气），当自汗出乃解（待阳复，正气充实，故可通过自汗祛邪外出而愈）。所以然者，尺中脉微，此里虚（阳气虚），须表里实（正气恢复，表里充实，有当用补虚扶正之法，充实表里之义，并非只靠自身恢复），津液自和（气血津液充和），便自汗出愈。

提要：论述表证误下致里虚，治当补虚扶正，禁用汗法。

（50）脉浮紧者，法当身疼痛，宜以汗解之。假令尺中迟者（尺脉迟滞无力，提示营血亏损），不可发汗（阴虚体质不可单纯发汗，若强发其汗，易伤阴夺液导致变证丛生）。何以知然？以荣气不足，血少故也。

提要：阴血不足者，虽有表证，但禁用汗法。

（51）脉浮者，病在表（强调太阳伤寒证的脉象主要是浮脉，并非都是紧脉，但同时应具备无汗、恶寒、发热、头身痛等症），可发汗，宜麻黄汤（方见35条）。

提要：太阳伤寒证，脉浮者，可用麻黄汤发汗。

（52）脉浮而数者（太阳伤寒证，感邪较重，发热甚者，可见浮数之脉，但必须与其他表实之症结合），可发汗，宜麻黄汤（方见35条）。

提要：太阳伤寒证，脉浮数者，可用麻黄汤。

（53）病（指营卫不和的一类病，并非专指太阳中风证）常自汗出者，此为荣气和（营阴未直接受邪，但因卫气失固而不能内守），荣气和者，外不谐（卫气不能固外），以卫气不共荣气谐和故尔（邪气导致卫气抗邪而不能全责固营，营不内守而外泄为汗，是营卫不和的主要病机）。以荣行脉中，卫行脉外（外御邪气，内固营阴），复发其汗，荣卫和则愈（通过发汗，邪去正安，卫无所扰，专司固营，营卫自和而汗止病愈），宜桂枝汤（方见12条）。

注：自汗因营卫相离，发汗使营卫相和。桂枝汤通过发汗而止汗，其义深矣。

提要：病常自汗出的病机与治疗。

（54）病人脏无他病（脏腑无病，里气尚和，以示汗出之因不在内），时发热，自汗出（阵发性发热汗出）而不愈者，此卫气不和也（卫气卫外固密无权，营阴失守外泄）。先其时发汗则愈（在汗出前用药有利于助正祛邪，发挥疗效），宜桂枝汤（方见12条）。

提要：时发热自汗出的病机和治法。

（55）伤寒脉浮紧，不发汗（表证没有及时发汗），因致衄者（表郁化热损伤阳络），麻黄汤主之（表郁较重，未因衄而解，但亦无入里化热之兆，仍宜发汗解表。方见35条）。

提要：太阳伤寒失汗致衄，仍需汗解，当用麻

黄汤。

（56）伤寒不大便六七日，头痛有热者（表邪郁闭，导致里气不和，或外邪入里化热，燥热成实，均可出现不大便、头痛有热等症），与承气汤（治疗阳明肠腑燥结，浊邪熏蒸清阳所致诸症）。其小便清者（里热不甚），知不在里，仍在表也，当须发汗。若头痛者，必衄（表邪未尽，阳郁化热，上犯清窍则头痛，损伤阳络则衄血），宜桂枝汤（方见12条）。

注："宜桂枝汤"应接在"当须发汗"后，为倒装文法。

提要：根据小便清否辨表里的治法。

（57）伤寒发汗已解，半日许复烦（表证烦热重复出现，或因余邪未净，或因复感风寒），脉浮数者（表郁发热所致），可更发汗，宜桂枝汤（汗后表虚，不宜再用麻黄剂峻汗。方见12条）。

提要：伤寒汗后复烦，宜桂枝汤。

（58）凡病（指一切疾病，非限于伤寒、中风），若发汗、若吐、若下，若亡血、亡津液（汗、吐、下致血与津液受到一定损伤），阴阳自和者（正气如能恢复，机体通过自我调节，建立新的阴阳平衡），必自愈。

提要：凡病阴阳自和者，必能自愈。

（59）大下之后，复发汗（下后复汗，津液重亡），小便不利者，亡津液故也（津乏，尿源不足而致小便不利）。勿治之（若利小便再次伤津，使小便更不利），得小便利（待自身津复，或用生津药物助其津复，尿源充足，小便自然通利），必自愈。

提要：论述误治津伤而小便不利者，禁利小便，待津复自愈。

（60）下之后（损阴液而虚其里），复发汗（损阳气而虚其表），必振寒（战栗恶寒，因阳气虚微，无以温煦），脉微细（阳虚无以鼓动，阴虚无以充脉）。所以然者，以内外俱虚（表里阴阳气血俱虚）故也。

提要：论下后复汗，导致表里阴阳俱虚的变证。

（61）下之后，复发汗（误治伤阳，肾阳骤虚或指阳虚之体），昼日烦躁不得眠（虚阳借白天自然之阳气与阴相争，则烦躁不得眠），夜而安静（夜里阴盛，虚阳无力与之相争，故相对安静），不呕（排除少阳烦躁），不渴（排除阳明烦躁），无表证（排除表证烦躁），脉沉微（阳气衰微），身无大热者（排除阴盛格阳证，否则将用通脉四逆类，而不用干姜附子汤），干姜附子汤主之。

提要：论误用汗下后，肾阳虚烦躁的证治。

治法：急温回阳。

干姜附子汤方

干姜一两　附子一枚（生用，去皮，切八片）

上二味，以水三升，煮取一升，去滓，顿服。

（62）发汗后，身疼痛（气阴损伤，筋脉失养），脉沉迟者（营卫虚寒，气阴不足），桂枝加芍药生姜各一两人参三两新加汤主之。

提要：太阳病发汗太过致营气不足之身疼痛的治法。

治法：调和营卫，益气和营。

桂枝加芍药生姜各一两人参三两新加汤方

桂枝三两（去皮）　芍药四两　甘草二两（炙）　人参三两　大枣十二枚（擘）　生姜四两

上六味，以水一斗二升，煮取三升，去滓，温服一升。

本云桂枝汤，今加芍药、生姜、人参。

（63）发汗后（汗不如法，过汗伤津生热，或发汗不彻，表郁化热入肺），不可更行桂枝汤（表邪入里，不再解表，或表邪化热，不宜甘温）。汗出而喘（邪热壅肺，迫津外泄而汗出，肺失宣降而作喘），无大热者（无表证大热，意在排除表证，但可能有里热，也未必不甚），可与麻黄杏仁甘草石膏汤。

提要：发汗后，邪热壅肺作喘的证治。

治法：清宣肺热。

麻黄杏仁甘草石膏汤方

麻黄四两（去节） 杏仁五十个（去皮尖） 甘草二两（炙） 石膏半斤（碎，绵裹）

上四味，以水七升，煮麻黄，减二升，去上沫，内诸药，煮取二升，去滓，温服一升。

本云，黄耳杯。

（64）发汗过多（损伤心阳），其人叉手自冒心（虚则喜按），心下悸（心阳不足，空虚无主），欲得按者（虚悸空虚，得按稍安），桂枝甘草汤主之。

提要：论发汗过多，损伤心阳致心悸的证治。

治法：补益心阳。

桂枝甘草汤方

桂枝四两（去皮） 甘草二两（炙）

上二味，以水三升，煮取一升，去滓，顿服。

（65）发汗后（心阳受损），其人脐下悸者（汗后伤阳，心火不能下温于肾，肾水无以蒸化而停于下焦，并欲乘心阳之虚，呈上攻之势，筑筑跳动出现脐下悸动），欲作奔豚（下焦失化之水，欲乘心阳之虚而上逆，呈奔豚待发状态），茯苓桂枝甘草大枣汤主之。

注：奔豚，证候名。形容有气上冲如小猪奔跑

之感。

提要：论汗后心阳虚欲作奔豚的证治。

治法：温通心阳，化气行水。

茯苓桂枝甘草大枣汤方

茯苓半斤　桂枝四两（去皮）　甘草二两（炙）　大枣十五枚（擘）

上四味，以甘澜水一斗，先煮茯苓，减二升，内诸药，煮取三升，去滓，温服一升，日三服。

作甘澜水法：取水二斗，置大盆内，以杓扬之，水上有珠子五六千颗相逐，取用之。

（66）发汗后（损伤脾阳），腹胀满者（脾虚痰阻气滞），厚朴生姜半夏甘草人参汤主之。

提要：论脾虚气滞腹胀的证治。

治法：健脾温运，宽中除满。

厚朴生姜半夏甘草人参汤方

厚朴半斤（炙，去皮）　生姜半斤（切）　半夏半升（洗）　甘草二两　人参一两

上五味，以水一斗，煮取三升，去滓，温服一升，日三服。

（67）伤寒，若吐、若下后（吐下一般伤阴，而阳虚之体，吐下易伤阳，脾阳受损，水湿内生），心下逆满，气上冲胸（脾虚失运，饮邪停滞，水气上

逆），起则头眩（脾虚湿盛，清阳不升，兼水饮上蒙头目），脉沉紧（沉脉主水，紧脉主寒，沉紧为水寒之气阻滞气机），发汗则动经，身为振振摇者（汗复伤阳，经脉失养兼有水饮浸渍筋肉），茯苓桂枝白术甘草汤主之。

提要：论脾阳虚，水气上冲的证治。

治法：温阳健脾，利水降冲。

茯苓桂枝白术甘草汤方

茯苓四两　桂枝三两（去皮）　白术二两　甘草二两（炙）

上四味，以水六升，煮取三升，去滓，分温三服。

（68）发汗（伤阳耗液），病不解（非表证不解，而是病情发生了变化），反恶寒者（表证恶寒已罢，转为卫阳虚恶寒），虚故也（营阴卫阳两虚），芍药甘草附子汤主之。

提要：论发汗后阴阳两虚的证治。

治法：扶阳益阴。

芍药甘草附子汤方

芍药三两　甘草三两（炙）　附子一枚（炮，去皮，破八片）

上三味，以水五升，煮取一升五合，去滓，分温三服。疑非仲景方。

（69）发汗（伤阳），若下之（伤阴），病仍不解（阴阳两伤，病入少阴），烦躁者（阳虚则神气浮越，阴虚则阳无所附，上扰心神），茯苓四逆汤主之。

提要：论阴阳俱虚烦躁的证治。

治法：回阳益阴。

茯苓四逆汤方

茯苓四两　人参一两　附子一枚（生用，去皮，破八片）　甘草二两（炙）　干姜一两半

上五味，以水五升，煮取三升，去滓，温服七合，日二服。

（70）发汗后，恶寒者，虚故也（阳虚体质，过汗伤阳，失于温煦）；不恶寒，但热者，实也（阳盛体质，发汗易伤津，化燥成实），当和胃气（针对胃肠燥热，以通降泄热为和），与调胃承气汤（方见29条）。

提要：论发汗后虚实两种不同的转归。

（71）太阳病，发汗后，大汗出（发汗过多，会出现多种变证），胃中干，烦躁不得眠（过汗伤津，胃失滋润，烦躁不安），欲得饮水者（胃津不足，欲饮水自救），少少与饮之（少量频饮，使津液渐复），令胃气和则愈（胃燥得润则胃气调和，烦躁自除）。若脉浮（表证仍在），小便不利（水蓄膀胱），微热（表邪未尽），消渴者（表邪传腑，膀胱气化不利，津液

无以输布），五苓散主之。

提要：辨表证大汗后，胃津不足与蓄水证的证治。

治法：化气行水，兼以解表。

五苓散方

猪苓十八铢（去皮） 泽泻一两六铢 白术十八铢 茯苓十八铢 桂枝半两（去皮）

上五味，捣为散，以白饮和服方寸匕，日三服。多饮暖水，汗出愈。如法将息。

（72）发汗已，脉浮数（强调应有表证发热等），烦渴者（水蓄下焦，气化失司，津不上承，还应有小便不利、少腹满等症，以便与白虎汤证鉴别），五苓散主之（方见71条）。

提要：补述蓄水证的脉症。

（73）伤寒，汗出（汗不如法）而渴者（表邪入腑，水蓄下焦，阻碍气化，津不上承），五苓散主之（方见71条）；不渴者（胃阳受损，水停中焦，但未影响气化，水津尚能敷布），茯苓甘草汤主之。

提要：论水停中焦与水蓄下焦的鉴别要点及治法。

治法：温胃化饮，通阳利水。

茯苓甘草汤方

茯苓二两　桂枝二两（去皮）　甘草一两（炙）　生姜三两（切）

上四味，以水四升，煮取二升，去滓，分温三服。

（74）中风发热，六七日不解（表证未解，又循经传里）而烦（水蓄膀胱，气不化津而烦渴），有表里证（表证和蓄水里证共存），渴欲饮水（气不化津），水入则吐者（下焦蓄水重者，水气上犯于胃，胃失和降，故饮入之水必拒而不受则吐），名曰水逆，五苓散主之（方见71条）。

提要：蓄水重症而致水逆的证治。

（75）未持脉时，病人手叉自冒心（阳虚心悸，空虚喜按），师因教试令咳而不咳者（医生叫患者咳嗽，患者不咳），此必两耳聋无闻也（心阳肾气俱虚，不能上充于耳，发为耳聋而听不见医生讲话）。所以然者，以重发汗，虚故如此（发汗过当，损伤心阳肾气而致虚）。发汗后（肺气较虚），饮水多必喘（水饮伤肺），以水灌之（凉水浇身）亦喘（冷水经皮毛而伤肺）。

提要：论重发汗以致心阳、肾气两虚和汗后正虚水寒伤肺的证候。

（76）发汗后，水药不得入口为逆（汗后损伤胃阳，胃虚气逆），若更发汗，必吐下不止（复发汗脾阳亦虚，致脾胃升降失常）。发汗吐下后（提示有形实邪已去），虚烦（无形邪热郁于胸膈）不得眠，若剧者，必反覆颠倒，心中懊侬（热郁胸中，气机不畅，出现烦闷殊甚，难以名状），栀子豉汤主之；若少气者（内郁之热，损伤中气），栀子甘草豉汤主之（补气不用人参、黄芪，恐助其热）；若呕者（郁热扰胃，胃气上逆），栀子生姜豉汤主之（止呕若用黄连、竹茹恐寒伤胃气，用半夏恐偏燥助热，用生姜虽温但利于宣散郁热）。

提要：论汗吐下后，热郁胸膈证及兼少气证、兼呕证的证治。

治法：清宣郁热，兼以益气和中，降逆止呕。

栀子豉汤方

栀子十四个（擘）　香豉四合（绵裹）

上二味，以水四升，先煮栀子，得二升半，内豉，煮取一升半，去滓，分为二服，温进一服，得吐者，止后服。

栀子甘草豉汤方

栀子十四个（擘）　甘草二两（炙）　香豉四合（绵裹）

上三味，以水四升，先煮栀子、甘草，取二升半，内豉，煮取一升半，去滓，分二服，温进一服，得吐者，止后服。

栀子生姜豉汤方

栀子十四个（擘） 生姜五两 香豉四合（绵裹）

上三味，以水四升，先煮栀子、生姜，取二升半，内豉，煮取一升半，去滓，分二服，温进一服，得吐者，止后服。

（77）发汗，若下之（汗下后，余热未尽），而烦热，胸中窒者（热郁胸膈，气机阻滞），栀子豉汤主之（方见76条）。

提要：辨热郁胸膈，胸中塞室的证治。

（78）伤寒五六日，大下之后（误下伤正，表邪入里化热），身热不去（表热转化为里热），心中结痛者（热郁胸膈，气机阻滞严重），未欲解也，栀子豉汤主之（方见76条）。

提要：辨热郁胸膈，心中结痛的证治。

（79）伤寒下后（表证误下后，邪陷化热），心烦（热郁胸膈）腹满（热壅气滞于腹），卧起不安者（热郁气滞，烦满不适），栀子厚朴汤主之。

提要：论热郁胸膈心烦腹满的证治。

治法：清宣郁热，宽中消满。

栀子厚朴汤方

栀子十四个（擘） 厚朴四两（炙，去皮） 枳实四枚（水浸，炙令黄）

上三味，以水三升半，煮取一升半，去滓，分二服，温进一服。得吐者，止后服。

（80）伤寒，医以丸药（汉代习用的一种泻下成药）大下之（误下后，引邪入里化热，并直接损伤脾阳，形成上热中寒格局），身热不去（表热转化为内里郁热），微烦者（内郁之热，扰及心神故烦，正气有伤，抗邪无力，正邪交争不剧，故微烦），栀子干姜汤主之（以方测证，应有食少、便溏、腹满或痛等中焦有寒之症）。

提要：伤寒误下后，热郁胸膈兼中寒下利的证治。

治法：清上热，温中寒。

栀子干姜汤方

栀子十四个（擘） 干姜二两

上二味，以水三升半，煮取一升半，去滓，分二服，温进一服。得吐者，止后服。

（81）凡用栀子汤，病人旧微溏者（脾胃虚寒体质），不可与服之（因栀子药性苦寒，易伤阳气，纵有烦热，禁用单纯清热之法，可考虑栀子干姜汤的治法思路）。

提要：栀子汤禁例。

（82）太阳病，发汗，汗出不解（发汗太过，损伤肾阳，气化失职，水湿泛滥），其人仍发热（表热转为虚阳浮越之热），心下悸（水气凌心），头眩（水湿阻滞，上蒙清窍），身瞤动（筋肉被水气浸渍，加之阳虚不能温养，出现身体肌肉跳动），振振欲擗地者（水气蒙闭清窍而眩晕，阳虚筋肉失养而不支），真武汤主之。

提要：论过汗伤阳导致阳虚水泛的证治。

治法：温阳利水。

真武汤方

茯苓　芍药　生姜（切）各三两　白术二两　附子一枚（炮，去皮，破八片）

上五味，以水八升，煮取三升，去滓，温服七合，日三服。

（83）咽喉干燥者（以咽喉干燥为例示阴液不足者），不可发汗（发汗则伤阴助热）。

提要：以咽喉干燥为例，示阴液不足者禁汗。

（84）淋家（下焦湿热阴伤者），不可发汗，发汗必便血（伤阴助热，灼伤络脉）。

提要：以淋家为例，示下焦湿热阴伤者禁汗。

（85）疮家（以疮家为例示气血不足者），虽身疼痛（虽有表证），不可发汗，汗出则痓（气血更虚，筋脉失养）。

提要：以疮家为例，示气血不足者虽有表证，但禁用汗法。

（86）衄家（阴血素亏者），不可发汗，汗出必额上陷，脉急紧（重伤阴血，血虚生风，额两侧凹陷处动脉急紧弦劲），直视不能眴（目失濡养，眼珠转动不灵活，眴指眼珠转动），不得眠（心神失养）。

提要：以衄家为例，示阴血亏虚者禁汗。

（87）亡血家（气随血亡，气血亏虚者），不可发汗，发汗则寒栗而振（寒战，因气血亏虚，温煦濡养功能失常）。

提要：以亡血家为例，示气血亏虚者禁汗。

（88）汗家（表虚之人）重发汗（更伤气津），必恍惚心乱（心神失养），小便已阴疼（气阴耗伤，不能濡养溺窍，故排尿后阴中涩痛），与禹余粮丸。方本阙。

提要：以汗家为例，示阳气虚弱者禁汗。

（89）病人有寒（阳虚体质），复发汗（更伤阳气），胃中冷，必吐蛔（中焦阳虚，胃寒气逆，有蛔则吐蛔）。

提要：阳虚有寒者禁用单纯发汗。

（90）本发汗（表里同病，表证为重，应先解表）而复下之（或先用下法，或解表不彻，继用下法），此为逆也（治疗错误）；若先发汗，治不为逆。本先下之（表里同病，里实为重为急，应先攻下），而反汗之，为逆；若先下之，治不为逆。

提要：辨表里同病，汗法、下法的选择应用。

（91）伤寒，医下之，续得下利，清谷不止（表证误下，阳气受损，呈里虚寒状态），身疼痛者（表证未解），急当救里（表里同病，里证为重为急，应先救治里证）；后身疼痛（里证解后，表证仍在），清便自调者（阳复寒去，大便正常），急当救表。救里宜四逆汤（方见29条），救表宜桂枝汤（方见12条）。

提要：辨表证误下后，表里先后缓急的治法。

（92）病发热头痛（太阳表证），脉反沉（里虚寒，脉当沉而无力），若不差（用麻黄细辛附子汤等表里双解之剂，病仍不愈），身体疼痛（表证身痛），当救其里（因里虚寒急重，且里阳恢复有利于解表），四逆汤方（方见29条）。

提要：辨表里同病，舍证从脉，先里后表的证治。

（93）太阳病，先下（虚其里）而不愈，因复发汗（虚其表），以此表里俱虚，其人因致冒（头晕目眩，是正虚邪留、清阳郁遏之故），冒家汗出自愈（汗出阳郁得伸，正气恢复而愈）。所以然者，汗出表和故也（待正气恢复，正能胜邪，则汗出而表证自愈）。里未和（如有腑气不和而邪结于里者），然后复下之（可用调胃承气汤以和降胃气）。

提要：论太阳病汗下而致眩冒的治法。

（94）太阳病未解，脉阴阳俱停（邪郁正虚，气血不畅，寸关尺三部脉隐伏难现），必先振栗汗出而解（正邪相争，正胜邪祛而战汗，是邪去病愈之兆）。但阳脉微者（寸脉逐渐显现，表示病势向外），先汗出而解（先行发汗，因势利导）；但阴脉微者（尺脉逐渐显现，表示病势向内，里气不通），下之而解（通和里气）。若欲下之，宜调胃承气汤（方见29条）。

提要：辨脉诊和战汗欲解的机理。

（95）太阳病，发热汗出者（太阳中风证），此为荣弱（营气失去卫气固护而内守之力减弱）卫强（卫气奋力抗邪于外），故使汗出（卫气抗邪于外，营失固护，外泄为汗），欲救邪风者（救为解除之意，通过发汗祛邪法，邪去卫能全力护营则汗必自止），宜桂枝汤（方见12条）。

提要：补述太阳中风的病因病机及证治。

（96）伤寒五六日中风（始病伤寒或中风，经过数日，太阳证罢，邪传少阳），往来寒热（正邪交争于半表半里，进退不定，正胜则热，邪胜则寒，故寒热交替出现），胸胁苦满（少阳经气郁滞），嘿嘿（同默默，胆气内郁失疏）不欲饮食（胆木克土，脾失健运），心烦（木火扰心）喜呕（胆胃失和），或胸中烦而不呕（未犯胃腑），或渴（火热伤津），或腹中痛（胆郁克脾），或胁下痞硬（少阳经气郁滞），或心下悸（水气凌心），小便不利（水停下焦，膀胱气化失常），或不渴，身有微热（胆火不甚），或咳者（水停上焦，水饮犯肺），小柴胡汤主之。

注：少阳主胆与三焦，故少阳病主证包括胆郁气滞化火和三焦失疏水停两方面。

提要：少阳病的证治。

治法：和解少阳。

小柴胡汤方

柴胡半斤　黄芩三两　人参三两　半夏半升（洗）　甘草（炙）　生姜（切）各三两　大枣十二枚（擘）

上七味，以水一斗二升，煮取六升，去滓，再煎取三升，温服一升，日三服。若胸中烦而不呕者，去半夏、人参，加栝楼实一枚；若渴，去半夏，加人参，合前成四两半、栝楼根四两；若腹中痛者，去黄芩，加芍药三两；若胁下痞硬，去大枣，加牡蛎四两；若心下悸、小便不利者，去黄芩，加茯苓四两；若不渴，外有微热者，去人参，加桂枝三两，温覆微汗愈；若咳者，去人参、大枣、生姜，加五味子半升，干姜二两。

（97）血弱气尽（气血虚弱），腠理开（营卫不固），邪气因入，与正气相搏（邪气乘虚而入，正邪交争于半表半里），结于胁下（少阳经气阻滞）。正邪分争，往来寒热，休作有时（正邪斗争，胜负起伏，故寒热交替出现），嘿嘿不欲饮食（木邪克土，脾失健运则纳呆）。脏腑相连，其痛必下（肝胆郁火，进犯脾胃而腹痛），邪高痛下（肝胆位高，脾胃位低），故使呕也（胆火克胃，胃失和降）。小柴胡汤主之（方见96条）。服柴胡汤已，渴者（少阳郁火较甚，或胃阳素旺，服柴胡汤后，未能遏制病邪深入，由不渴演变为渴，表明胃热津伤较甚），属阳明（转属阳明），以法治之（按阳明病论治）。

提要：少阳病的病因病机与转属阳明的证治。

（98）得病六七日，脉迟浮弱，恶风寒，手足温（脉浮、恶风寒是太阳病，脉迟弱、手足温是太阴病，本证为太阳太阴同病），医二三下之（里虚误下，损伤脾阳），不能食（胃阳受损，受纳无权），而胁下满痛，面目及身黄（脾胃阳虚，寒湿内生，阻滞肝胆疏泄则满痛，久郁则发黄），颈项强（寒湿阻滞三阳经络，也有注家认为是表证未解），小便难者（寒湿影响膀胱气化，并阻碍脾的转输，故小便难），与柴胡汤，后必下重（柴胡汤中黄芩性寒，重伤脾阳而致下利后重等症）。本渴（中焦虚寒水停，津不上承）饮水而呕者（胃失和降，水饮上逆），柴胡汤不中与也（非少阳胆热犯胃之呕），食谷者哕（妄用小柴胡汤，因方中黄芩性寒重伤脾胃，中气衰败，易发生食谷呃逆等变症）。

提要：里虚兼表误下后导致中虚饮停，出现胁下满痛和呕而禁用小柴胡汤。

（99）伤寒四五日，身热恶风（太阳表证未罢），颈项强（项强为太阳见症，颈强为少阳、阳明兼有之症），胁下满（少阳经气不利），手足温而渴者（阳明之热达于四末则手足温，燥热伤津则渴），小柴胡汤主之（三阳合病治从少阳，太阳、阳明之邪可借少阳枢转之力而解。方见96条）。

提要：论三阳证见，治从少阳的证治。

（100）伤寒，阳脉（浮取）涩（气血不足，血流不畅），阴脉（沉取）弦（病在少阳，亦主痛），法当腹中急痛（中土虚寒，木郁相乘），先与小建中汤（先补其虚，调和气血，建中止痛）；不差者（腹痛缓解，而少阳脉症未解者），小柴胡汤主之（方见96条）。

提要：少阳兼里虚寒腹痛证，治宜先补后和之法。

治法：建中补脾，调和气血。

小建中汤方

桂枝三两（去皮） 甘草二两（炙） 大枣十二枚（擘） 芍药六两 生姜三两（切） 胶饴一升

上六味，以水七升，煮取三升，去滓，内饴，更上微火，消解，温服一升，日三服。呕家不可用建中汤，以甜故也。

（101）伤寒中风（无论伤寒或中风，可扩展理解为在一般病证中），有柴胡证（具备确凿的少阳病机），但见一证便是（只要见到能反映少阳病机的部分症状即可），不必悉具（不必待少阳症状全部出现才用药）。凡柴胡汤病证而下之（少阳证误下），若柴胡证不罢者（下后正气未曾大伤，疾病重心仍在少阳），复与柴胡汤（证不变则方亦不变），必蒸蒸而振（误下后正气有伤，服药后得药力相助，正邪交争激烈的反应），却复发热汗出而解（正胜邪祛，病从战汗而解）。

提要：论小柴胡汤的运用原则及误下后再服小柴胡汤战汗而解。

（102）伤寒二三日，心中悸而烦者（里虚则悸，邪扰则烦，里虚是邪扰之因，是病之重心所在），小建中汤主之（补益气血生化之源，正盛则邪自退，烦悸自止。方见100条）。

提要：论伤寒夹里虚，心悸而烦的证治。

（103）太阳病，过经十余日（病从太阳传入少阳），反二三下之（应和解但反复误下，可能伤阴化燥），后四五日，柴胡证仍在者（正气尚旺，误下后证未变化），先与小柴胡。呕不止（少阳胆郁犯胃兼阳明里实，胃失和降），心下急（少阳气机阻滞，阳明腑气不通），郁郁微烦者（少阳郁火合并阳明燥热上扰心神），为未解也（形成少阳兼阳明里实之二阳并病），与大柴胡汤，下之则愈（和解少阳兼通下里实）。

提要：少阳病兼里实的证治。

治法：和解少阳，通下里实。

大柴胡汤方

柴胡半斤　黄芩三两　芍药三两　半夏半升（洗）　生姜五两（切）　枳实四枚（炙）　大枣十二枚（擘）

上七味，以水一斗二升，煮取六升，去滓，再煎，温服一升，日三服。一方加大黄二两，若不加，恐不为大柴胡汤。

（104）伤寒十三日不解（表证日久不解，向里传变），胸胁满而呕（少阳见症），日晡所发潮热（阳明见症），已而微利（后因误用丸药攻下，只现微利，而他症未变），此本柴胡证（本是少阳兼里实之大柴胡汤证），下之以不得利（和解与通下并施，燥热下行为度，不至于导致下利），今反利者（只见下利，提示病未好转），知医以丸药下之（推断使用了峻下之丸药，丸药是古代用于泻下的一种成药，在此作峻泻剂理解），此非其治也（治法错误，易变生他证）。潮热（里实的外在表现）者，实也（下后伤津，燥化成实），先宜服小柴胡汤以解外（和解少阳），后以柴胡加芒硝汤主之（和解少阳，兼泻热润燥）。

提要：少阳兼里实误下后的证治。

治法：和解少阳，兼以泻热润燥。

柴胡加芒硝汤方

柴胡二两十六铢　黄芩一两　人参一两　甘草一两（炙）　生姜一两（切）　半夏二十铢（本云五枚，洗）　大枣四枚（擘）　芒硝二两

上八味，以水四升，煮取二升，去滓，内芒硝，更煮微沸，分温再服。不解，更作。

注：大柴胡汤与柴胡加芒硝汤两方均为少阳兼阳明病而设。区别点是：大柴胡汤证为邪实而正不虚；

柴胡加芒硝汤证有里虚倾向。

（105）伤寒十三日（已逾自愈之时，病情仍在发展），过经谵语者，以有热也（太阳转属阳明，阳明燥热上扰心神则谵语），当以汤下之（阳明腑实，用汤药适度攻下，为正治之法）。若小便利者，大便当硬（燥热逼迫津液偏渗膀胱，导致大肠少津则便硬），而反下利（误用丸药峻下所致），脉调和者（脉沉实而大，非虚寒下利之虚脉，与阳明里实脉证相符），知医以丸药下之（推测是误用丸药下之），非其治也（虽为里实，有可下之征，但误用丸药猛攻，只见下利，却不能速去燥结，徒伤正气）。若自下利者，脉当微厥（如果是里虚寒下利，应脉微弱，手足厥冷），今反和者（脉不微，肢不厥），此为内实也（这是胃实有热之证），调胃承气汤主之（丸药误下后，正气有伤，虽为内实，不宜峻攻，只宜调胃承气汤泄热和胃）。

提要：太阳转属阳明，形成阳明腑实证而误用丸药攻下后的证治。

治法：泻热和胃，润燥软坚。

调胃承气汤方

甘草二两（炙）　芒硝半升　大黄四两（清酒洗）

上三味，切，以水三升，煮二物至一升，去滓，内芒硝，更上微火一二沸，温顿服之，以和胃气。

（106）太阳病不解（表证不解，病邪化热循经入腑），热结膀胱（邪热与瘀血结于下焦），其人如狂（瘀热上扰心神），血自下（血热初结，或可自下），下者愈（邪热随瘀血下之）。其外不解者，尚未可攻，当先解其外（表邪仍在者，不可攻下瘀血，恐表邪内陷，应先解表）；外解已，但少腹急结者（表证已解，只有瘀血证时），乃可攻之，宜桃核承气汤。

提要：辨蓄血轻证的证治，并提示兼有表证者，当先解表的治疗原则。

治法：活血化瘀，通下瘀热。

桃核承气汤方

桃仁五十个（去皮尖） 大黄四两 桂枝二两（去皮） 甘草二两（炙） 芒硝二两

上五味，以水七升，煮取二升半，去滓，内芒硝，更上火微沸，下火，先食温服五合，日三服，当微利。

（107）伤寒八九日，下之（表证误下，邪气入里化热），胸满（邪陷少阳，经气不利）烦惊（少阳郁火与胃中燥热一同上扰心神），小便不利（少阳郁滞，三焦枢机不利，膀胱气化不行），谵语（胃中燥热与痰火上扰心神），一身尽重，不可转侧者（胆郁气滞，三焦失疏，上下内外气机不畅），柴胡加龙骨牡蛎汤主之。

提要：少阳邪气弥漫，烦惊谵语的证治。

治法：和解少阳，通阳泄热，重镇安神。

柴胡加龙骨牡蛎汤方

柴胡四两　龙骨　黄芩　生姜（切）　铅丹　人参　桂枝（去皮）　茯苓各一两半　半夏二合半（洗）　大黄二两　牡蛎一两半（熬）　大枣六枚（擘）

上十二味，以水八升，煮取四升，内大黄，切如棋子，更煮一两沸，去滓，温服一升。本云柴胡汤，今加龙骨等。

（108）伤寒，腹满谵语（阳明燥实），寸口脉浮而紧（类弦，为肝脉），此肝乘脾也（肝气乘脾之证），名曰纵（木放纵克土），刺期门（期门为肝之募穴，刺之可泻肝胆之气，以和脾胃）。

提要：论述肝乘脾的证治。

（109）伤寒发热，啬啬恶寒（肝气犯肺，肺主皮毛，毛窍开阖功能失司），大渴欲饮水（肺气郁闭，水失气化，津液不能上布），其腹必满（肺气郁闭，肝气郁滞，均可使脾气不利而腹满），自汗出，小便利（表邪得解，气郁得伸，气化得行），其病欲解（肺气得以宣通），此肝乘肺也（肝气郁滞导致肺气郁闭），名曰横（木横逆侮金），刺期门（泻肝胆之气，平其横逆）。

注："此肝乘肺也，名曰横，刺期门"应接在"其腹必满"之后，为倒装文法。

提要：论述肝乘肺的证治。

（110）太阳病，二日反燥（表邪未解，里热已盛），反熨其背（表证误用火法，伤津助热），而大汗出，大热入胃（汗出津伤，致使里热增盛），胃中水竭，躁烦，必发谵语（津伤热盛，上扰心神）。十余日振栗自下利者（邪衰正复，津复阳通），此为欲解也。故其汗从腰以下不得汗，欲小便不得（郁火上蒸，迫津外泄，故只上部出汗，下部因津乏而无汗且小便少），反呕（火热入胃，胃失和降），欲失溲（热盛神昏，膀胱失约），足下恶风（火郁于上，下部阳气不通达），大便硬，小便当数，而反不数，及不多（大便硬，津液偏渗膀胱，小便当数，但因热盛津亏而使小便次数和量均少），大便已，头卓然而痛（大便通行之时，阳气骤然下达，反使头中阳气乍虚，故头卓然而痛），其人足心必热，谷气下流故也（正胜邪祛，阳气上下通达，疾病向愈）。

提要：论述太阳病误火后的变证及其自愈的机转。

（111）太阳病中风，以火劫发汗（误火取汗），邪风被火热，血气流溢，失其常度（风火交煽，热毒炽盛，气血沸腾而失其运行常度）。两阳相熏灼（风为阳邪，火性属阳，中风后用火劫，火势叠加），其身发黄（火攻肝胆，胆汁外泄）。阳盛则欲衄（火邪上蒸，灼伤阳络），阴虚小便难（火热下灼，阴伤津乏）。阴阳俱虚竭，身体则枯燥（气血俱虚，肌肤筋脉失于濡润），但头汗出，剂颈而还（炎热上蒸，则但头汗出，阴液不足，则不能周身作汗），腹满微喘（肺与大肠相表里，燥热内结，腑气不通致肺气失降），口干咽烂（燥热上炎），或不大便（燥热内结），久则谵语（热盛扰心），甚者至哕（胃津枯竭，胃气败绝），手足躁扰，捻衣摸床（热极津枯，阴不敛阳，阴阳欲离的危候）。小便利者，其人可治（阴津未亡，尚有生机）。

提要：论述太阳中风误以火劫发汗的变证及其预后。

（112）伤寒脉浮（其病在表），医以火迫劫之（误用火法强迫发汗），亡阳（耗伤心阳），必惊狂，卧起不安者（阳虚不敛，心神失养，阳虚生痰，痰浊上扰神明），桂枝去芍药加蜀漆牡蛎龙骨救逆汤主之。

提要：心阳虚夹痰致惊狂的证治。

治法：温通心阳，镇惊安神，兼祛痰浊。

桂枝去芍药加蜀漆牡蛎龙骨救逆汤方

桂枝三两（去皮） 甘草二两（炙） 生姜三两（切） 大枣十二枚（擘） 牡蛎五两（熬） 蜀漆三两（洗，去腥） 龙骨四两

上七味，以水一斗二升，先煮蜀漆，减二升，内诸药，煮取三升，去滓，温服一升。

本云桂枝汤，今去芍药加蜀漆、牡蛎、龙骨。

（113）形作伤寒（温病初起，表阳郁遏，症状类似伤寒），其脉不弦紧（排除太阳伤寒）而弱（与伤寒紧脉相比较，柔和似弱，表示温病阴虚，并非微弱）。弱者必渴（温病伤阴液），被火必谵语（如误火取汗，助热伤阴，热势更盛，扰乱心神）。弱者发热脉浮（温病初起之候），解之当汗出愈（宜辛凉宣散，汗出邪去而愈）。

提要：论温病伤阴，禁用火疗。

（114）太阳病，以火熏之（古代火疗法的一种），不得汗（表证误用火熏，不仅不得汗解，反而增助邪热），其人必躁（内攻之火，扰乱心神），到经不解（阳邪过盛，火热深陷，故无法自愈），必清血（便血，热伤阴络），名为火邪（火热为患）。

提要：论述太阳病误用火法导致便血的变证。

（115）脉浮热甚（太阳受邪，表阳郁闭，热势张显），而反灸之（以热治热，反助其热），此为实（邪气盛实）。实以虚治（阳郁实证按虚寒治疗），因火而动，必咽燥吐血（火邪内攻，伤阴动血）。

提要：论述表实热证误用灸法而致咽燥吐血的变证。

（116）微数之脉（阴虚体质），慎不可灸，因火为邪，则为烦逆（误用火灸，火热攻冲，烦闷气逆），追虚逐实（阴血本虚，火更伤阴为“追虚”，邪热本实，以火助热为“逐实”），血散脉中（火热之邪随血流散于脉中），火气虽微（艾火之气，看似温和），内攻有力（可深入血分），焦骨伤筋（熏灼营血，筋骨无以濡养），血难复也（病至于此，再议滋阴养血之法亦难恢复）。脉浮（表证，病势向外），宜以汗解（因势利导，祛邪外出），用火灸之（表证误灸），邪无从出（灸火内敛，反而加重表闭阳郁），因火而盛（灸火内灼，阳热愈盛），病从腰以下必重而痹（热郁于上，阳气不得下达，下部失温，病人感觉下肢沉重而麻木），名火逆也（表证误灸之害）。欲自解者（若正气恢复，病邪仍有从汗出外解之机），必当先烦（正邪激烈交争），烦乃有汗而解（正胜邪却，病随汗而解）。何以知之？脉浮（正气祛邪外出，气血浮盛于表），故知汗出解（邪随汗解）。

提要：论阴虚内热和表证未解误用灸法的变证及自愈之机转。

（117）烧针令其汗（表证误用烧针取汗），针处被寒，核起而赤者（寒邪复从针孔侵入，寒闭阳郁，局部红肿），必发奔豚。气从少腹上冲心者（烧针强汗，损伤心阳，下焦失温，寒水之气上逆心胸，犹如小猪奔跑之状），灸其核上各一壮（通阳散寒），与桂枝加桂汤，更加桂二两也。

提要：论心阳虚致奔豚的证治。

治法：温通心阳，平冲降逆。

桂枝加桂汤方

桂枝五两（去皮） 芍药三两 生姜三两（切） 甘草二两（炙） 大枣十二枚（擘）

上五味，以水七升，煮取三升，去滓，温服一升。本云桂枝汤，今加桂满五两，所以加桂者，以能泄奔豚气也。

（118）火逆（误火产生的变证，此处为火劫过汗伤阳）下之（一般误下伤阴，此为误火所致阳虚病体，再经误下，重伤阳气），因烧针（温针火疗）烦躁者（心阳受损，神失所养，心神浮越），桂枝甘草龙骨牡蛎汤主之。

提要：心阳虚烦躁的证治。

治法：温补心阳，潜镇安神。

桂枝甘草龙骨牡蛎汤方

桂枝一两（去皮） 甘草二两（炙） 牡蛎二两（熬） 龙骨二两

上四味，以水五升，煮取二升半，去滓，温服八合，日三服。

（119）太阳伤寒者，加温针，必惊也（表证误用温针火疗，损伤营血，耗散心气，神明失养，复加内陷之火上扰心神，故现惊恐之变证）。

提要：论述伤寒证误用温针的变证。

（120）太阳病，当恶寒发热，今自汗出，反不恶寒发热（误吐后，表证略有缓解），关上脉细（吐后伤胃气致虚）数者（吐后伤胃阴生热），以医吐之过也（表证误吐所致）。一二日吐之者（表病轻浅时误吐），腹中饥，口不能食（伤胃尚轻）；三四日吐之者（病情较重时，误用吐法），不喜糜粥，欲食冷食（糜粥为热粥，胃阳虚本应喜热，但胃阳损伤较重，假热虚燥也会暂时拒受热食），朝食暮吐（胃气损伤，腐熟无权，食物停滞不消，久之必逆而吐出）。以医吐之所致也，此为小逆（误治较轻的变证）。

提要：太阳表证误吐致胃中虚寒及胃虚假热证的

辨证。

（121）太阳病吐之（误吐伤津），但太阳病当恶寒，今反不恶寒（吐助表解或表邪传里），不欲近衣（恶热，病已化燥入里），此为吐之内烦也（吐伤胃津，生热致烦）。

提要：论太阳病误吐致胃中燥热的证候。

（122）病人脉数（数必无力，为虚阳浮动之假热脉象），数为热，当消谷引食（如为真热，应消谷善饥），而反吐者（胃中虚寒，腐熟无权，胃气上逆），此以发汗，令阳气微（发汗伤阳），膈气虚（膈间阳气，包括胃阳虚损），脉乃数也（胃中寒冷，虚阳浮动）。数为客热（假热呈虚数之脉），不能消谷，以胃中虚冷，故吐也。

提要：发汗不当致胃中虚冷的脉证，辨数脉所主寒热真假。

（123）太阳病，过经十余日（表证已除），心下温温欲吐（误吐伤津，胃中燥热，气不下降，以致胃脘部烦闷不舒，泛泛欲吐），而胸中痛（吐后伤津，邪热壅遏，气机阻滞），大便反溏（误下所致），腹微满，郁郁微烦（邪热壅遏，气机不畅）。先此时自极吐下者（此前误用吐下法伤津化燥所致），与调胃承气汤（泄热润燥和胃）。若不尔者，不可与（如不是因误用吐下所致正伤邪结者，就不宜用本方治疗）。但欲呕，胸中痛（类似柴胡证），微溏者，此非柴胡汤证（点明病在肠胃，不在少阳），以呕故知极吐下也（以明显的呕吐，断为误用吐下重伤胃阴，中焦燥化气逆所致）。调胃承气汤（方见29条）。

提要：论述太阳病误用吐下之变证及治法，并指出其与柴胡证的鉴别。

（124）太阳病六七日，表证仍在（表证日久不解，势必入里化热），脉微而沉（表邪入里化热，与瘀血相结于下焦，气血受阻，导致脉沉滞不起，并非微弱），反不结胸（指非实邪结于中上二焦，以区别于有形之邪所致结胸），其人发狂者（瘀热上扰心神），以热在下焦，少腹当硬满（瘀热互结于下焦形成蓄血证），小便自利者（病在血分，未影响膀胱气化，以区别于蓄水证），下血乃愈（需用峻剂逐瘀）。所以然者，以太阳随经，瘀热在里故也（表邪随经入里化热，与瘀血相结），抵当汤主之。

提要：蓄血重症的证治。

治法：破血逐瘀。

抵当汤方

水蛭（熬） 虻虫（去翅足，熬）各三十个 桃仁二十个（去皮尖） 大黄三两（酒洗）

上四味，以水五升，煮取三升，去滓，温服一升。不下更服。

（125）太阳病，身黄（瘀血停滞，营气不能敷布，仅皮肤暗黄，目珠与尿不黄，是与湿热发黄之区别），脉沉结（蓄血在里，气血阻滞），少腹硬（热与血结于下焦），小便不利者（膀胱气化功能失调，水无出路，可能导致湿热郁结而身黄，或下焦蓄水而少腹硬满，症状与蓄血证有相似之处，但蓄血证小便自利，故二者可鉴别），为无血也（病不在血分）。小便自利（病在血分，膀胱气化功能未受影响），其人如狂者（瘀热上扰心神），血证谛也（蓄血证确定无疑），抵当汤主之（方见124条）。

提要：补述蓄血证的脉症，并指出小便利否是诊断蓄血有无的一个要点。

（126）伤寒有热（太阳表证未解），少腹满（病入下焦，考虑蓄水证或蓄血证），应小便不利（一般为蓄水证），今反利者（排除蓄水），为有血也（是蓄血证），当下之，不可余药（不可用其他方药和剂型，有注家释为“服药时不可把药渣留下”欠妥，因丸药如理中丸、大陷胸丸均连汤带药一起服用，无留药渣之例），宜抵当丸（少腹满而不是硬，且无发狂等，病势较缓，宜丸药缓攻）。

提要：论述蓄血证病势较缓的证治，再次从小便通利与否分辨有无蓄血。

治法：破血逐瘀，峻药缓图。

抵当丸方

水蛭二十个（熬） 虻虫二十个（去翅足，熬） 桃仁二十五个（去皮尖） 大黄三两

上四味，捣分四丸，以水一升，煮一丸，取七合服之，晬时当下血，若不下者，更服。

（127）太阳病，小便利者（水停中焦，未影响膀胱气化），以饮水多（脾虚失运，水饮不化），必心下悸（水气凌心）；小便少者（水蓄下焦，膀胱气化受限），必苦里急也（水停下焦，水阻气滞）。

提要：以小便利否辨水停中焦与水蓄下焦。

鉴别：

①水停中焦：小便利，心下悸，一般口不渴，甚或肢厥。茯苓甘草汤主之。

②水停下焦：小便不利，少腹里急，脐下悸，一般口渴。五苓散主之。

辨太阳病脉证并治（下）

（128）问曰：病有结胸（指无形邪气与有形实邪结于胸膈、脘腹部位，以胸膈脘腹硬满疼痛为主的证候），有脏结（指脏气虚衰，阴寒凝结于脏，以胸膈硬满疼痛为主症的一种病证），其状何如？答曰：按之痛（水饮与热邪或寒邪结于心下，阻滞气机），寸脉浮（邪结胸膈），关脉沉（痰浊、水饮凝结于心下），名曰结胸也。

提要：论结胸证的主要脉证。

（129）何为脏结？答曰：如结胸状（胸膈、脘腹硬满疼痛），饮食如故（胃无实邪），时时下利（脾肾阳微，阴寒下趋），寸脉浮（阳虚于上，必无力），关脉小细（脏气虚衰，气血不足）沉紧（寒实在里，邪结于脏），名曰脏结。舌上白胎滑者（白为阳虚，滑为阴盛），难治（脏虚寒结，攻补两难）。

提要：论脏结的脉症与预后。

（130）脏结无阳证（强调脏结证纯阴无阳之属性，无发热、口渴、心烦等阳证表现），不往来寒热（排除少阳证），其人反静（邪虽入里，但从阴化寒，阳气虚弱，无力与邪相争），舌上胎滑者（脏衰寒凝，津液不化），不可攻也（正虚邪实，不耐单纯攻伐，可攻补兼施）。

提要：补述脏结证的证候及治禁。

（131）病发于阳（体质较强，胃阳素旺之人患表证），而反下之（误下，表邪内陷），热入因作结胸（表病而胃阳素旺且有水饮留滞之人，误下后邪从热化，与有形痰水相结，容易形成结胸）；病发于阴（胃阳不足，体质较弱者患表证），而反下之（误下致邪气内陷，损伤脾胃，中焦升降失常），因作痞也（气滞壅塞，但未与有形实邪相结）。所以成结胸者，以下之太早故也（结胸证形成之前，本有水饮实邪内停，理应下之，但如有表证未解而下之，会引邪入里化热，与水饮相结成为结胸）。结胸者，项亦强，如柔痓状（水热相结部位偏上，使上部气血受阻，津液不布，经脉失养而致），下之则和，宜大陷胸丸（水热互结，部位偏上，难以速去，故治以泻热逐水，峻药缓攻）。

提要：辨结胸与痞证的成因，以及热实结胸偏于上的证治。

治法：逐水破结，峻药缓攻。

大陷胸丸方

大黄半斤　葶苈子半升（熬）　芒硝半升　杏仁半升（去皮尖，熬黑）

上四味，捣筛二味，内杏仁、芒硝，合研如脂，和散，取如弹丸一枚，别捣甘遂末一钱匕，白蜜二合，水二升，煮取一升，温顿服之。一宿乃下，如不下，更服，取下为效。禁如药法。

（132）结胸证，其脉浮大者（有力示表证未解，无力示正气虚弱），不可下（不可单纯攻下），下之则死（若单纯攻下，或表邪内陷，或里气先伤，正虚邪盛，预后不良）。

提要：论结胸证脉浮大者禁用攻下。

（133）结胸证悉具（大结胸的证候皆备，提示邪实），烦躁者（正气散乱，神不守舍）亦死（正虚邪实，攻补两难）。

提要：结胸证正虚邪实型预后不佳。

（134）太阳病，脉浮而动数，浮则为风（风邪在表），数则为热（热郁于表），动则为痛（风邪袭表，身体疼痛），数则为虚（数为无形之热，未与有形实邪相结），头痛发热（太阳表证），微盗汗出（营卫不和），而反恶寒者，表未解也（前症在里热证亦可见到，只有恶寒才能反映表证存在）。医反下之（误判为里热而攻下），动数变迟（表证误下，引邪入里化热，与水饮相结，脉变为迟而有力），膈内拒痛（水热互结阻滞胸膈气机），胃中空虚（误下伤中），客气动膈（邪气乘虚侵犯胸膈），短气（胸中气机阻滞）躁烦（邪热内扰），心中懊憹（邪热扰心），阳气内陷（表邪入里化热），心下因硬（入里邪热与水相结，阻滞气机），则为结胸，大陷胸汤主之。若不结胸（邪热未与水结，反与湿相结），但头汗出（表证误下后，邪热与中焦湿邪相结成湿热，热性向上，迫津外泄，故但头汗出），余处无汗，剂颈而还（湿邪阻滞不能通身汗出，故余处无汗，齐颈而还），小便不利（湿热郁结，气化不利），身必发黄（邪无出路，湿热熏灼肝胆，郁而发黄）。

注：热邪入里与水相结为结胸，与湿相结为黄疸。

提要：论结胸证形成的机理和证治及湿热发黄的变证。

治法：泻热逐水破结。

大陷胸汤方

大黄六两（去皮）　芒硝一升　甘遂一钱匕

上三味，以水六升，先煮大黄取二升，去滓，内芒硝，煮一两沸，内甘遂末，温服一升，得快利，止后服。

（135）伤寒六七日（阳热体质，未经误下，表邪内陷化热），结胸热实（内化之热与水相结），脉沉而紧（沉为在里，主水饮，紧主邪实、痛证），心下痛，按之石硬者（热水相结，气机闭塞），大陷胸汤主之（方见134条）。

注：“脉沉而紧，心下痛，按之石硬”，后世称为结胸三症。

提要：论大结胸证的主要脉证。

（136）伤寒十余日（表证日久不解），热结在里（外邪入里化热，与有形之物相结），复往来寒热者（少阳兼里实证），与大柴胡汤（方见103条）；但结胸（如只具结胸“三症”），无大热者（外无大热，无三阳之热型，但水热互结可有潮热症状），此为水结在胸胁也（强调结胸证水热互结病机以水饮为主），但头微汗出者（水热互结，邪热不得透达全身，只能向上蒸腾），大陷胸汤主之（方见134条）。

提要：论大柴胡汤证与大陷胸汤证的鉴别。

（137）太阳病，重发汗而复下之（汗下重复伤津，邪热燥化内陷），不大便五六日（津伤燥结），舌上燥而渴（津液不足，加之水热互结致津不布散），日晡所小有潮热（水敛热郁，较阳明潮热为轻），从心下至少腹硬满而痛不可近者（热邪与水饮结于脘腹的结胸重证，与阳明腑证之绕脐痛、大腹痛有别，部位重点偏上，但比一般结胸证严重而且范围广），大陷胸汤主之（方见134条）。

提要：辨结胸重证，偏于津伤燥结型，并与阳明腑实证鉴别。

（138）小结胸病，正在心下（痰热互结于心下，范围比大结胸证小而局限），按之则痛（证较轻，与大结胸证不按也痛有别，但临床上亦有不按也痛者），脉浮滑者（浮主热，滑主痰），小陷胸汤主之。

提要：辨小结胸证的证治。

治法：清热涤痰开结。

小陷胸汤方

黄连一两　半夏半升（洗）　栝楼实大者一枚

上三味，以水六升，先煮栝楼，取三升，去滓，内诸药，煮取二升，去滓，分温三服。

（139）太阳病，二三日（尚有表邪未解），不能卧，但欲起，心下必结（素有水饮凝结于心下，卧则水饮上壅，痞塞益甚，起则水邪下趋，痞塞减轻），脉微弱者（寒饮阻滞胸中阳气，影响宗气以贯心脉的作用，故脉搏无力），此本有寒分也（素有水饮之邪，寒分指水饮之邪）。反下之（表证误下，一方面邪热内陷，另一方面可损伤中气导致下利），若利止，必作结胸（如体质较壮，下利虽止，但内陷之邪热与水饮搏结而成结胸）；未止者，四日复下之（如体质较弱，利不自止，几日后，再次攻下，必然重伤脾胃导致下利不止），此作协热利也（表邪未尽，表热尚在，这种协同表热而下利的，叫作“协热利”）。

提要：素有水饮之人患太阳病，误下可致结胸或协热利两种不同变证。

（140）太阳病，下之（误下），其脉促（表明阳气向上向外，尚有抗邪外出之机），不结胸者（表邪未陷入里），此为欲解也（表病里和，邪气已微）。脉浮者，必结胸（表邪盛实，下后势必内陷化热，与素体水饮相结而成结胸）。脉紧者，必咽痛（下后，表寒直入少阴，寒邪客咽或浮阳扰咽）。脉弦者，必两胁拘急（邪传少阳，少阳经气不利）；脉细数者，头痛未止（下后，虚阳躁动，上奔于头）。脉沉紧者，必欲呕（寒饮阻滞，胃气上逆）；脉沉滑者，协热利（郁热内陷，热迫大肠）；脉浮滑者，必下血（表邪未尽，里热已盛，灼伤阴络）。

注：本条原文医理欠通，历代注家分歧较大。

提要：采用以脉测证之法，论述太阳病误下后所出现的多端变证。

（141）病在阳（病在表），应以汗解之，反以冷水潠之（冷水喷淋），若灌之（冷水洗浴），其热被劫不得去（反使邪热郁闭于内，不得外散），弥更益烦（烦热至极，弥、更、益均表示烦热程度甚），肉上粟起（寒闭阳郁），意欲饮水（热郁于表，且有内陷之势），反不渴者（尚未入里化热，且有水郁），服文蛤散（清在表之郁热，解皮下之水结）；若不差者，与五苓散（若病不愈，可能是表邪不解，合并水蓄膀胱之证，用五苓散通阳化气，双解表里。方见71条）。寒实结胸（寒痰水饮等有形实邪，结于胸膈阻塞不通而成，当有心下满痛等症），无热证者（排除发热烦躁等热象，提示非热邪所致），与三物小陷胸汤。白散亦可服。

提要：论述水气郁表和寒实结胸的证治，以提示水邪致病有表里寒热之不同。

文蛤散方

文蛤五两为散，以沸汤和一方寸匕服，汤用五合。

寒实结胸治法：温下寒实，涤痰破结。

三物白散方

桔梗三分　**巴豆**一分（去皮心，熬黑研如脂）　**贝母**三分

上三味为散，内巴豆，更于臼中杵之，以白饮和

服，强人半钱匕，羸者减之。病在膈上必吐，在膈下必利。不利，进热粥一杯；利过不止，进冷粥一杯。身热皮粟不解，欲引衣自覆，若以水潠之，洗之，益令热劫不得出，当汗而不汗则烦，假令汗出已，腹中痛，与芍药三两，如上法。

（142）太阳与少阳并病，头项强痛（太阳病主症），或眩冒，时如结胸，心下痞硬者（少阳经气不利），当刺大椎第一间、肺俞（解太阳之邪）、肝俞（解少阳之邪），慎不可发汗。发汗则谵语（汗出津伤，少阳木火愈炽，心神被扰），脉弦（少阳之邪未解）。五日谵语不止（木火亢盛），当刺期门（泻肝胆之热）。

提要：论太少并病的针刺疗法及禁用汗法。

（143）妇人中风，发热恶寒（太阳表证阶段），经水适来（血室空虚，易感邪侵），得之七八日，热除（表证已罢，表热已除，但邪气入里化热）而脉迟（热邪乘血室空虚而内陷，与血相搏，脉道阻滞）身凉（邪气离表入里），胸胁下满，如结胸状（血室瘀滞，因血室与肝关系密切，故肝经不利），谵语者（血热上扰心神），此为热入血室也（胞宫），当刺期门（期门为肝之募穴），随其实而取之（通过泻肝凉血，以解血室之邪结）。

提要：论热入血室，胸胁下满、谵语的针刺

疗法。

（144）妇人中风（经期外感），七八日续得寒热，发作有时（表证由持续性寒热转变为间断性寒热，提示表邪入里），经水适断者（表邪乘血室空虚入里化热，与血相结，经水不当断而断），此为热入血室，其血必结，故使如疟状，发作有时（表邪乘血室空虚，入里化热与血相结，因血室与肝关系密切，肝胆互为表里，故胆经受累，正邪交争不定，热势起伏），小柴胡汤主之（和解枢机，开结散热。方见96条）。

提要：论热入血室寒热如疟的治疗。

（145）妇人伤寒，发热（太阳伤寒表证阶段），经水适来（血室空虚，表邪乘虚化热内陷，与血相搏），昼日明了，暮则谵语，如见鬼状者（病在血分属阴，人体阳气昼行于阳，夜行于阴，血分之热与夜行于阴分之阳相合，邪热增剧而扰乱心神，故昼日神识尚清，夜暮则妄言谵语，如见鬼状），此为热入血室，无犯胃气（谵语非因肠胃燥热，故不可吐下，徒伤胃气）及上二焦（病不在中上二焦，故不可对应妄治），必自愈（待经水适来，血载热出，有自愈之机，可因势利导，斟酌选药）。

提要：论热入血室的证治与禁忌。

（146）伤寒六七日，发热，微恶寒，支节烦疼

（太阳表证较轻），微呕，心下支结（少阳证较轻），外证未去者（强调表证仍在，未完全入里），柴胡桂枝汤主之。

提要：少阳病兼表证的证治。

治法：和解少阳，兼以解表。

柴胡桂枝汤方

桂枝一两半（去皮） 黄芩一两半 人参一两半 甘草一两（炙） 半夏二合半（洗） 芍药一两半 大枣六枚（擘） 生姜一两半（切） 柴胡四两

上九味，以水七升，煮取三升，去滓，温服一升。本云人参汤，作如桂枝法，加半夏、柴胡、黄芩，复如柴胡法。今用人参作半剂。

（147）伤寒五六日，已发汗而复下之（汗不得法，后误下，徒伤正气，致表邪内传少阳），胸胁满微结（三焦属少阳，少阳郁滞，三焦失疏，水液留而为饮，与少阳之邪相结），小便不利（三焦失疏，水液不得下行），渴（水停气郁，不能化生津液）而不呕（胃气尚和），但头汗出（少阳气滞，水道不调，阳郁不能宣达全身，只蒸腾于上），往来寒热，心烦者（少阳证），此为未解也，柴胡桂枝干姜汤主之。

提要：少阳病兼水饮内结的证治。

治法：和解少阳，温化水饮。

柴胡桂枝干姜汤方

柴胡半斤　桂枝三两（去皮）　干姜二两　栝楼根四两

黄芩三两　牡蛎二两（熬）　甘草二两（炙）

上七味，以水一斗二升，煮取六升，去滓，再煎取三升，温服一升，日三服。初服微烦，复服汗出便愈。

（148）伤寒五六日，头汗出（郁热上蒸于头），微恶寒（表证犹在，但轻），手足冷（阳郁不达四末），心下满，口不欲食（热郁于胃），大便硬（热滞大肠，津液耗伤），脉细者（联系后文，应为沉紧而细，因气机郁滞，脉道滞塞不畅），此为阳微结，必有表，复有里也（大便秘结，表邪犹在，但减轻，邪气化热入里而瘀滞，兼有少阳枢机不利）。脉沉（入里之邪导致气血不畅，并非阴寒证），亦在里也。汗出为阳微（阳气微结，郁蒸外泄），假令纯阴结，不得复有外证，悉入在里（纯阴结为阴寒内结，外无表证），此为半在里半在外也（阳微结是既有太阳表证，又有阳明里证，但都较轻）。脉虽沉紧（由气血不畅而致，并非阴盛阳衰，但与少阴脉象疑似），不得为少阴病，所以然者，阴不得有汗（少阴病一般无汗，但亡阳脱证亦有有汗者），今头汗出（阳热内郁，蒸腾于上），故知非少阴也，可与小柴胡汤（和解表里，通利枢机。

方见96条）。设不了了者（服药后，病人仍感心烦不爽，多属里热未净，胃气不和），得屎而解（微通大便，胃气和降而愈）。

提要：辨阳微结的证治及其与纯阴结的鉴别。

（149）伤寒五六日，呕而发热者，柴胡汤证具（病在少阳），而以他药下之（少阳证禁汗、吐、下，此为误下），柴胡证仍在者（证未变），复与柴胡汤（治亦未变）。此虽已下之，不为逆（虽经误下，但病情尚未恶化），必蒸蒸而振（正邪交争），却发热汗出而解（正盛邪却，邪随汗解）。若心下满而硬痛者（误下之后，内陷邪热与素有水饮相结），此为结胸也，大陷胸汤主之（方见134条）。但满而不痛者（误下后，脾胃损伤而生寒，外邪内陷而化热。寒热错杂于中，脾胃升降失司，气机壅滞则满，但无实邪相结故不痛），此为痞（成为痞证），柴胡不中与之（病已不在少阳），宜半夏泻心汤。

提要：少阳病误下后，出现柴胡汤证、大陷胸汤证、泻心汤证等的治法。

痞证治法：和中降逆消痞。

半夏泻心汤方

半夏半升（洗）　黄芩　干姜　人参　甘草（炙）各三两　黄连一两　大枣十二枚（擘）

上七味，以水一斗，煮取六升，去滓，再煎取三升，温服一升，日三服。须大陷胸汤者，方用前第二法。

（150）太阳少阳并病（以和解少阳，兼以表散为法），而反下之（误下伤正，邪气乘虚内陷），成结胸，心下硬（内陷之邪气与痰水实邪相结，凝于心下），下利不止，水浆不下（误下损伤脾胃，脾气下陷则利，胃气受损则水浆不下），其人心烦（正虚邪扰）。

提要：太阳少阳并病误下成结胸之危候。

（151）脉浮而紧（太阳伤寒证），而复下之（误下，损伤脾胃，邪气内陷），紧反入里（表邪乘虚入里，影响中焦气机升降），则作痞（形成气滞痞塞之证），按之自濡，但气痞耳（痞为气机壅塞，非有形实邪凝结，故按之柔软而不痛）。

提要：辨痞证的成因与证候特点。

（152）太阳中风（外有表证），下利呕逆（内有伏饮，上犯胃则呕，下犯肠则利），表解者，乃可攻之（外有表邪，内有水饮应先解表，后化水饮）。其人漐漐汗出（水阻肺气，营卫不和，毛窍失控），发作有时（正邪交争，进退不定），头痛（水邪上犯，清阳被遏），心下痞硬满，引胁下痛（饮阻胸膈，气机壅滞），干呕短气（饮犯肺胃），汗出（饮邪阻碍肺气输布，毛窍失控）不恶寒者（表证已除），此表解里未和也，十枣汤主之。

提要：饮停胸胁兼太阳中风的证治。

治法：攻水逐饮。

十枣汤方

芫花（熬） 甘遂 大戟

上三味等分，各别捣为散。以水一升半，先煮大枣肥者十枚，取八合，去滓，内药末。强人服一钱匕，羸人服半钱，温服之，平旦服。若下少，病不除者，明日更服，加半钱。得快下利后，糜粥自养。

（153）太阳病，医发汗（汗不得法），遂（继续）发热恶寒（表邪未解），因复下之（误下），心下痞（表邪入里化热，误下后损伤胃气生寒，致使中焦升降失常，寒热错杂），表里俱虚（汗不得法伤其表，复用下法伤其里），阴阳气并竭（表里之气皆虚），无阳则阴独（此处阴阳指表里，表证已罢，只有心下痞之里证），复加烧针（伤津助热），因胸烦（烧针劫汗阴伤，火盛内扰于心），面色青黄（木克土，肝脾同病），肤瞤者（肺主皮毛，脾主肌肉，肺脾气虚，皮肉失养，故出现皮肉动跳），难治（肝、脾、肺俱病，故难治）；今色微黄（脾胃气旺），手足温者（阳气回暖），易愈。

提要：论太阳病汗下后烧针治疗引起的变证，以

及变证的预后。

（154）心下痞（无形邪热郁滞心下，胃脘部有痞闷堵塞之感），按之濡（非有形实邪凝结），其脉关上浮者（关主脾胃，浮主阳热，反映心下痞的病机为火热之邪痞停于心下），大黄黄连泻心汤主之。

提要：论热痞的证治。

治法：泄热消痞。

大黄黄连泻心汤方

大黄二两　黄连一两

上二味，以麻沸汤二升渍之，须臾绞去滓，分温再服。

注：后世诸家的经验认为本方可加黄芩。

（155）心下痞（无形邪热郁滞心下），而复恶寒汗出者（表阳虚），附子泻心汤主之。

提要：辨热痞兼表阳虚的证治。

治法：泻热消痞，扶阳固表。

注：亦可理解为清上温下，用于上热下寒证。

附子泻心汤方

大黄二两　黄连一两　黄芩一两　附子一枚（炮，去皮，破，别煮取汁）

上四味，切三味，以麻沸汤二升渍之，须臾绞去滓，内附子汁。分温再服。

（156）本以下之（表证误下，中气受损），故心下痞（饮停下焦，水气乘虚上逆，阻滞中焦升降之机），与泻心汤（泻心汤类）。痞不解（因非热痞或寒热错杂痞，病的根源在于下焦蓄水），其人渴而口燥烦，小便不利者（水蓄下焦，膀胱气化失司，津不上承），五苓散主之（方见71条）。

提要：论蓄水致心下痞的证治。

（157）伤寒，汗出（表证发汗）解之后（表证已解），胃中不和，心下痞硬（脾胃素虚之人，汗后脾胃阳气受损，邪气内陷化热，寒热互阻于中，致使升降失职，气塞成痞），干噫食臭（脾胃运化无力，食积不化，浊气上逆），胁下有水气，腹中雷鸣下利者（脾胃虚弱，运化不力，水饮不化而作乱），生姜泻心汤主之。

提要：论胃虚，水饮食滞不化致痞的证治。

治法：和胃降逆，化饮消痞。

生姜泻心汤方

生姜四两（切）　甘草三两（炙）　人参三两　干姜一两　黄芩三两　半夏半升（洗）　黄连一两　大枣十二枚（擘）

上八味，以水一斗，煮取六升，去滓，再煎取三升，温服一升，日三服。附子泻心汤，本云加附子。半夏泻心汤，甘草泻心汤，同体别名耳。生姜泻心汤，本云理中人参黄芩汤，去桂枝、术，加黄连，并泻肝法。

（158）伤寒中风，医反下之（表证误下），其人下利日数十行（表证误下，中阳被伤，清气下泄），谷不化（运化无权），腹中雷鸣（水饮不化，停于胃肠而作乱），心下痞硬而满（中焦升降失常，气机壅塞），干呕（胃虚气逆），心烦（客热上扰）不得安。医见心下痞，谓病不尽（误以为实邪未尽），复下之，其痞益甚（再投攻下之剂，则使脾胃之气一虚再虚，故痞塞诸症更甚）。此非结热（非燥热内结），但以胃中虚，客气上逆，故使硬也（脾胃虚弱，升降失调，气机壅塞），甘草泻心汤主之。

提要：论误下而致脾胃虚弱，痞利俱甚的证治。

治法：和胃补中，消痞止利。

甘草泻心汤方

甘草四两（炙）　黄芩三两　干姜三两　半夏半升（洗）　大枣十二枚（擘）　黄连一两

上六味，以水一斗，煮取六升，去滓，再煎取三升。温服一升，日三服。

（159）伤寒服汤药（指服泻下汤药易损伤脾胃，也比喻脾胃虚弱之人），下利不止（脾胃受损，清气下泄），心下痞硬（中虚不运，气机痞塞），服泻心汤已（本为正治之法，但因病重药轻可能暂未显效），复以他药下之（误以为胃肠积滞而用下法），利不止（重复误下，不仅损伤脾阳，而且伤及下焦固涩功能）。医以理中与之（医见下利不止，认为中焦虚寒而投理中汤类），利益甚（应为利仍甚，说明不是中焦虚寒之利）。理中者，理中焦，此利在下焦（下焦肾气受损，固摄无权，滑脱不禁之下利），赤石脂禹余粮汤（涩肠止泻）主之。复不止者（下利仍不止），当利其小便（如属膀胱气化不利，水湿偏渗大肠而下利者，可结合利小便之法，急开支河，利小便以实大便，也是治利的一种思路）。

提要：论误下致心下痞及下利不止的证治。

治法：涩肠固脱止利。

赤石脂禹余粮汤方

赤石脂一斤（碎）　太一禹余粮一斤（碎）

上二味，以水六升，煮取二升，去滓，分温三服。

（160）伤寒吐下后，发汗（阳气受损），虚烦，脉甚微（阳虚则脉微，邪气上扰则虚烦），八九日心下痞硬（迁延日久，中气益虚，下焦阴浊之气上逆，窃居阳位，阻滞气机），胁下痛（阳虚不能制水，水气留滞胁下），气上冲咽喉，眩冒（水气上逆，蒙蔽清窍则眩冒)。经脉动惕者(阳虚水渍,筋失温养则动惕),久而成痿(阳虚不化津,筋失所养,日久失治则导致肢体痿废)。

提要:论述表证误治,损伤阳气,以致水气上冲;阳气不能化津,使筋脉失养而成痿证的病变。

(161)伤寒发汗,若吐若下,解后(汗吐下后,表邪已解,但脾胃功能受挫,运化失职,聚湿生痰)心下痞硬(痰阻气滞),噫气不除者(痰阻气逆),旋覆代赭汤主之。

提要:辨痰气痞塞的证治。

治法:和胃降逆,化痰下气。

旋覆代赭汤方

旋覆花三两　人参二两　生姜五两　代赭一两　甘草三两(炙)　半夏半升(洗)　大枣十二枚(擘)

上七味,以水一斗,煮取六升,去滓,再煎取三升,温服一升,日三服。

(162)下后(表证误下后,里虚津伤,邪热内传于肺),不可更行桂枝汤(表邪已入里化热),若汗出而喘(邪热壅肺,迫津外泄则汗出,肺失宣降而喘),无大热者(表无大热,意在排除表证,但可能有里热),可与麻黄杏子甘草石膏汤(方见63条)。

提要:下后,邪热壅肺作喘的证治。

（163）太阳病，外证未除，而数下之（表证误下，损伤脾阳，寒湿内生，表证仍在），遂协热而利（里寒协同表热而下利，此处“热”指发热恶寒等风寒表症，非指病性属热），利下不止（脾胃虚寒，清阳不升），心下痞硬（脾阳虚衰，寒湿内滞，升降失调，气机阻滞），表里不解者（既有太阳表证未解，又有里虚下利），桂枝人参汤主之。

提要：太阴兼见表证而以里虚为主的证治。

治法：温中解表。

桂枝人参汤方

桂枝四两（别切）　甘草四两（炙）　白术三两　人参三两　干姜三两

上五味，以水九升，先煮四味，取五升，内桂，更煮取三升，去滓，温服一升，日再，夜一服。

（164）伤寒大下后，复发汗，心下痞（表证误下后再汗，损伤脾胃之气，外邪乘虚入里化热，阻滞气机），恶寒者，表未解也（表证未因汗下而解）。不可攻痞（恐表邪进一步内陷），当先解表，表解乃可攻痞（表里同病，一般治疗原则是先表后里）。解表宜桂枝汤（汗下后损伤正气宜桂枝汤和营卫以解表，不可峻汗伤正。方见12条），攻痞宜大黄黄连泻心汤（清泄痞结，方见154条）。

提要：辨热痞兼表证未解的证治。

（165）伤寒发热（少阳阳明合病之发热，为少阳郁火与阳明燥热一同蒸于肌表），汗出不解（因非表证发热，故汗出不解），心中痞硬（应为心下痞硬，少阳邪郁，阳明燥实，气机阻滞），呕吐（胆郁犯胃、阳明燥实，均可致胃气不降而上逆作呕）而下利（热结旁流）者，大柴胡汤主之（方见103条）。

提要：少阳兼里实另一证型的治法。

（166）病如桂枝证（出现发热、汗出、恶风等症，类似太阳中风证，但实为肺气因痰阻而不利、卫气开合失常所致），头不痛，项不强（排除表证），寸脉微浮（痰饮阻滞于上），胸中痞硬（痰阻胸膈），气上冲喉咽，不得息者（痰阻胸中，肺气不降则上冲咽喉，肺气不利则呼吸困难），此为胸有寒也（“寒”作邪解，指痰饮之邪聚阻胸中）。当吐之（痰涎内阻于上，因势利导，涌吐痰实），宜瓜蒂散。

提要：胸膈痰实证治及其与太阳中风证的鉴别。

治法：涌吐痰实。

瓜蒂散方

瓜蒂一分（熬黄）　赤小豆一分

上二味，各别捣筛，为散已，合治之，取一钱匕，以香豉一合，用热汤七合，煮作稀糜，去滓，取汁和散，温顿服之。不吐者，少少加，得快吐乃止。诸亡血虚家，不可与瓜蒂散。

（167）病胁下素有痞（其病已久，脏气衰微，阴寒凝结于胁下成痞块），连在脐旁，痛引少腹，入阴筋者（脏虚寒凝，日久血络瘀滞则痛，范围涉及三阴经，但以厥阴为主），此名脏结，死（脏虚寒结，病深而广，正不胜邪，预后不良）。

提要：辨脏结证的危候。

（168）伤寒若吐、若下后（伤寒吐下误治，伤津生热，同时引表邪乘虚入里化热），七八日不解（正不胜邪，未能自愈），热结在里（里热灼盛），表里俱热（表有身热汗出，里有舌干口渴，此为里热外蒸，弥漫全身，充斥内外，但非表证发热），时时恶风（热盛汗出，耗气伤津，外卫不固，腠理开泄，不胜风袭），大渴，舌上干燥而烦（热盛伤津，且因气伤而不能化津，致使烦渴不解），欲饮水数升者（津气两伤，烦渴至极），白虎加人参汤主之。

提要：伤寒吐下后热结在里，热盛津伤的证治。

治法：辛寒清热，益气升津。

白虎加人参汤方

知母六两　石膏一斤（碎）　甘草二两（炙）　人参二两　粳米六合

上五味，以水一斗，煮米熟汤成，去滓，温服一升，日三服。此方立夏后、立秋前乃可服。立秋后不可服。正月、二月、三月尚凛冷，亦不可服之。与之则呕利而腹痛。诸亡血虚家亦不可与，得之则腹痛利者，但可温之，当愈。

（169）伤寒无大热（表无大热，里热太盛，汗出太多，肌表之热随汗而散），口燥渴，心烦（燥热伤津而渴，邪热上扰心神而心烦），背微恶寒者（汗多则气津两伤，卫气不固，风寒易袭，再加上阳郁于内，不能达表温煦），白虎加人参汤主之（方见168条）。

提要：论阳明里热亢盛，津气两伤的证治。

（170）伤寒脉浮，发热无汗（脉浮和发热为太阳证与阳明证的共见症状，无汗点明表邪未解），其表不解，不可与白虎汤（表证未解，又兼内热烦渴之里证，应先表后里，否则寒凉冰伏，表邪不去，徒伤中阳，导致表邪内陷，变证丛生）。渴欲饮水，无表证者，白虎加人参汤主之（方见168条）。

提要：阳明热盛津伤的证治及禁例。

（171）太阳少阳并病，心下硬（少阳病证），颈项强（太阳病证）而眩者（少阳病证），当刺大椎、肺俞（解太阳之邪）、肝俞（解少阳之邪），慎勿下之

（太少二经病证均禁用下法，提示医者不要以“心下硬”便认为里实而妄用下法，否则引邪入里易形成结胸等病）。

提要：论太阳少阳并病的针刺疗法及禁用攻下。

（172）太阳与少阳合病（病无太阳经之症，方无太阳经之药，表明病位主要在少阳经），自下利者（少阳郁火，下迫阳明，大肠传化失常而下利，病机本于少阳，故治从少阳），与黄芩汤；若呕者（少阳胆火上逆于胃，胃失和降而呕），黄芩加半夏生姜汤主之。

提要：少阳郁火下迫阳明致下利或呕的证治。

治法：①清热止利；②清热止利，和胃降逆。

黄芩汤方

黄芩三两　芍药二两　甘草二两（炙）　大枣十二枚（擘）

上四味，以水一斗，煮取三升，去滓，温服一升，日再夜一服。

黄芩加半夏生姜汤方

黄芩三两　芍药二两　甘草二两（炙）　大枣十二枚（擘）

半夏半升（洗）　生姜一两半，一方三两（切）

上六味，以水一斗，煮取三升，去滓，温服一升，日再夜一服。

（173）伤寒胸中有热（热邪在上），胃中有邪气（邪气为寒气，寒邪在下），腹中痛（寒阻脾络，经脉拘挛），欲呕吐者（寒热阻隔，胃失和降则欲呕），黄连汤主之（上热下寒阻格之证的治疗，不同于三泻心汤证寒热错杂于中的治疗）。

提要：论上热下寒，腹痛欲呕的证治。

治法：清上温下，和中降逆。

黄连汤方

黄连三两　甘草三两（炙）　干姜三两　桂枝三两（去皮）　人参二两　半夏半升（洗）　大枣十二枚（擘）

上七味，以水一斗，煮取六升，去滓，温服，昼三夜二。疑非仲景方。

（174）伤寒八九日，风湿相搏（风寒湿邪杂至），身体疼烦，不能自转侧（肌表痹着，营卫气血运行不利），不呕（排除少阳病），不渴（排除阳明病），脉浮（风邪在表）虚（卫气不足）而涩者（寒邪凝滞），桂枝附子汤主之。若其人大便硬（湿邪困脾，运化失职，不能为胃肠行其津液，致使肠中干燥），小便自利者（脾失健运，膀胱气化正常，水液偏渗膀胱，类似脾约证），去桂（因小便自利，提示阳气已通）加白术（健脾燥湿）汤主之。

提要：论风寒湿邪痹着肌表的证治。

治法：温经助阳，祛风除湿。

桂枝附子汤方

桂枝四两（去皮） 附子三枚（炮，去皮，破） 生姜三两（切） 大枣十二枚（擘） 甘草二两（炙）

上五味，以水六升，煮取二升，去滓，分温三服。

去桂加白术汤方

附子三枚（炮，去皮，破） 白术四两 生姜三两（切） 甘草二两（炙） 大枣十二枚（擘）

上五味，以水六升，煮取二升，去滓，分温三服。初一服，其人身如痹，半日许复服之，三服都尽，其人如冒状，勿怪，此以附子，术，并走皮内，逐水气未得除，故使之耳。法当加桂四两。此本一方二法，以大便硬，小便自利，去桂也；以大便不硬，小便不利，当加桂。附子三枚恐多也，虚弱家及产妇，宜减服之。

（175）风湿相搏，骨节疼烦（风寒湿邪搏击于关节，不通则痛），掣痛不得屈伸，近之则痛剧（寒湿阻滞经络，气血凝滞，筋脉拘急，疼痛剧烈），汗出（风胜于表，卫阳不固）短气（表里阳虚，三焦气化不利，肺气阻滞），小便不利（寒湿凝结，三焦气化不利），恶风（卫阳不固，腠理稀疏）不欲去衣（表里阳虚又有寒湿外侵），或身微肿者（阳虚失运，湿邪溢于肌肤），甘草附子汤主之。

提要：论风寒湿邪痹着于关节的证治。

治法：温阳散寒，除湿止痛。

甘草附子汤方

甘草二两（炙） 附子二枚（炮，去皮，破） 白术二两 桂枝四两（去皮）

上四味，以水六升，煮取三升，去滓，温服一升，日三服。初服得微汗则解，能食。汗止复烦者，将服五合。恐一升多者，宜服六七合为始。

（176）伤寒脉浮（热盛于外，但又非表证之热）滑（热盛于内），此以表有热，里有寒（应为表里俱热，阳明燥热弥漫内外），白虎汤主之。

提要：论阳明病表里俱热的脉象与证治。

治法：辛寒清热。

白虎汤方

知母六两 石膏一斤（碎） 甘草二两（炙） 粳米六合

上四味，以水一斗，煮米熟汤成，去滓，温服一升，日三服。

（177）伤寒脉结代（心阳虚则鼓动无力，心阴虚则脉道不充，故出现心律不齐），心动悸（阴阳两虚，气血虚衰，心失所养），炙甘草汤主之。

提要：论心阴阳两虚的证治。

治法：通阳复脉，滋阴养血。

炙甘草汤方

甘草四两（炙） 生姜三两（切） 人参二两 生地黄一斤 桂枝三两（去皮） 阿胶二两 麦门冬半升（去心） 麻仁半升 大枣三十枚（擘）

上九味，以清酒七升，水八升，先煮八味，取三升，去滓，内胶烊消尽，温服一升，日三服。一名复脉汤。

（178）脉按之来缓，时一止复来者（脉来缓慢，中有间歇），名曰结；又脉来动而中止，更来小数（略快一些，非指小脉和数脉），中有还者反动（脉来缓慢中有间歇，间歇后复跳时有短暂加快的现象），名曰结，阴也（气血虚弱，阴寒凝滞，脉道不利）。脉来动而中止（指脉搏跳动中有间歇），不能自还，因而复动者（脉来缓慢，中有间歇，间歇时间较长，然后复跳），名曰代（中医诊断学中的代脉特征是“脉来时止，止有定数，良久方来”，与此有别），阴也（气血虚衰，阴寒凝滞，血脉不畅）。得此脉者必难治（脏气虚衰，正不胜邪）。

提要：论结脉、代脉的特征及预后。

辨阳明病脉证并治

（179）问曰：病有太阳阳明（由太阳病转变而来的阳明病），有正阳阳明（外邪入里，直犯阳明而成的阳明病），有少阳阳明（由少阳病转变而来的阳明病），何谓也？答曰：太阳阳明者（太阳病发汗太过，或误用吐、下、利小便等法损伤津液，病邪入里化热变为阳明病），脾约是也（胃中燥热，制约了脾的转输津液的功能，而致大便秘结是谓“脾约”）；正阳阳明者（胃阳素旺，外邪直犯阳明而入里化燥成实），胃家实是也（胃中燥热实证）。少阳阳明者，发汗利小便已，胃中燥烦实，大便难是也（少阳病误用汗、吐、下、利小便等法，损伤津液，少阳邪气由热化燥入于阳明，形成胃中燥热实证，而见大便难）。

提要：论阳明病的成因。

（180）阳明之为病，胃家（指手足阳明经，胃和大肠）实（指胃肠燥热凝结，腑气壅滞不通）是也。

注：“胃家实”指出阳明病的病位和病性。但阳明病亦有胃中虚冷及中寒证，所以“胃家实”作为阳

明病提纲证，只说明主要病机，故确定阳明病首先是病位。

提要：阳明病的提纲。

（181）问曰：何缘得阳明病？答曰：太阳病，若发汗，若下，若利小便，此亡津液，胃中干燥，因转属阳明（说明如果太阳病治不得法，损伤津液，邪气入里化燥为阳明病主要成因）。不更衣，内实，大便难者（虽提法不同，但实质均为燥热内结导致大便不通），此名阳明也。

提要：辨太阳病误治伤津转属阳明的证候。

（182）问曰：阳明病外证（阳明里实反映于外的证候）云何？答曰：身热，汗自出（阳明里热炽盛，蒸腾于外），不恶寒（无表邪），反恶热也（里热炽盛，充斥内外）。

提要：阳明病的外证。

（183）问曰：病有得之一日（初感外邪之时），不发热而恶寒者（阳明病初起，或表寒未罢，里热未发，或阳郁不伸，燥热未著），何也？答曰：虽得之一日，恶寒将自罢，即自汗出而恶热也（恶寒时间较短，程度也轻，随即阳明燥热本象发于外，自汗出、恶热等症接踵而来）。

提要：阳明初感外邪的见症与辨证要点。

（184）问曰：恶寒何故自罢？答曰：阳明居中，主土也，万物所归，无所复传（他经病变在一定条件下可转入阳明经燥化成实，燥热一旦形成，用清法方可愈，自解或转传他经的可能性很小，故曰“无所复传”，但亦非绝对）。始虽恶寒，二日自止，此为阳明病也（阳明病初始，阳郁不伸，可能出现短暂的恶寒，但因邪很快归于胃，从燥而化，出现明显热象，进一步说明了阳明病初恶寒的短暂和燥化的必然性）。

提要：承上条说明恶寒自罢的原因。

（185）本太阳初得病时，发其汗，汗先出不彻（汗出不透彻，表邪未解，徒伤津液），因转属阳明也（邪气入里化热，病归阳明）。伤寒发热无汗（太阳表实证），呕不能食（胃热之体，表证未经误治，自行入里化热，内热炽盛，胃气上逆而呕不能食），而反汗出濈濈然者（燥热迫津外泄，发热汗出连绵不断），是转属阳明也。

提要：太阳病汗出不彻及伤寒里热亢盛均可转属阳明。

（186）伤寒三日（为约略之词，指经过一段时期），阳明脉大（病入阳明，里热亢盛，正气抗邪，气血奔腾，脉应之而大）。

提要：阳明病主脉。

（187）伤寒脉浮（阳虚较轻，正气尚能与邪相争）而缓（太阴主脉，提示脾阳不足），手足自温者（脾主四肢，太阴受邪，正邪相争较缓和，故仅见手足自温），是为系在太阴。太阴者，身当发黄（寒湿阻滞，肝胆失疏，郁而成黄）；若小便自利者（湿有出路），不能发黄（寒湿尚未阻滞，肝胆不郁）。至七八日大便硬者（太阴阳复太过，或过用温燥之药，或湿邪久郁化热），为阳明病也（太阴转为阳明病）。

提要：太阴病转属阳明的临床特征。

（188）伤寒转系阳明者，其人濈然微汗出也（阳明内热炽盛，迫津外泄，持续微汗，必致津伤化燥成实）。

注："手足濈然汗出"也见于阳明中寒证，如191条，病机为阳虚不能固汗，脾主四肢，故手足濈然汗出。前者（188条）汗热，后者（191条）汗冷。

提要：伤寒转属阳明的证候。

（189）阳明中风（阳明病，兼感外邪，且病涉及少阳，实为三阳合病），口苦咽干（邪犯少阳，胆火上炎），腹满微喘（阳明邪热壅滞气机），发热恶寒，脉浮而紧（太阳表邪未解），若下之（因腹满微喘误认为燥实内结而用下法），则腹满（正虚邪陷，腹满增剧）小便难也（误下伤津）。

提要：阳明病，表邪未解，里未成实，禁用下法。

（190）阳明病，若能食，名中风（胃阳素旺，感受外邪，胃气从阳化热，热则消谷，故能食而成阳明中风证）；不能食，名中寒（胃阳素虚，感受外邪，胃气从阴化寒，不能消谷，故不能食而成阳明中寒证）。

注：风寒侵袭阳明胃腑，如胃阳素旺，即从阳化热而成阳明中风；如胃阳素虚，则从阴化寒而成阳明中寒，可见体质条件是病理变化的基础。

提要：以能食、不能食辨阳明中风证与阳明中寒证。

（191）阳明病，若中寒者，不能食（中焦阳虚，受纳、腐熟功能下降），小便不利（脾阳虚不能正常转输津液下渗膀胱），手足濈然汗出（阳明主四肢，脾胃阳虚不能温摄津液，故手足渗出冷汗而连绵不断），此欲作固瘕（脾胃阳虚，运化失职，寒气凝敛，胃肠不化之水谷将要结聚成瘕），必大便初硬后溏（水湿有余，一时尚未完全硬结），所以然者，以胃中冷，水谷不别故也（因胃气虚冷，腐熟、运化无权所致）。

提要：辨阳明中寒欲作固瘕证。

（192）阳明病，初欲食（胃阳尚健），小便反不利（水湿停留，影响转输），大便自调（里无积滞，胃气尚和），其人骨节疼（寒湿外侵肌表关节），翕翕如有热状（水湿之邪闭郁，而中阳渐复，阳气外达），奄然发狂（忽然间精神烦躁不安，为阳气发动与水湿搏斗），濈然汗出而解者（正胜邪去，战汗而解），此水不胜谷气，与汗共并（水湿未战胜胃阳，随汗一并而去），脉紧则愈（脉来有力，邪去正复）。

提要：论述阳明病，水湿郁表，正邪相争而愈的脉证。

（193）阳明病，欲解时，从申至戌上（15~21 时为阳明气旺之时，易于病解）。

提要：论阳明病欲解的时辰。

（194）阳明病（应为阳明中寒证），不能食（胃中虚冷，纳运失职），攻其热必哕（误以为胃中燥热而攻下，损伤胃阳，胃虚气逆致哕）。所以然者，胃中虚冷故也。以其人本虚，攻其热必哕。

提要：胃中虚冷者禁下及误下后的变证。

（195）阳明病（阳明中寒证），脉迟（寒湿中阻），食难用饱（脾胃阳虚，纳运无权），饱则微烦（过饱则水谷不化，湿浊之气郁蒸，故见微烦）头眩（寒湿中阻，清阳不升），必小便难（脾虚运化水湿不力），此欲作谷瘅（寒湿久郁影响肝胆疏泄则发黄）。虽下之，腹满如故（如误用下法，则中阳衰败，寒湿愈甚，必然腹满如故，甚至加重），所以然者，脉迟故也（比喻虚寒证，阳明热实证“脉迟”为迟而有力，此为虚寒证，故脉迟缓无力）。

提要：辨阳明中寒欲作谷瘅证及禁例。

（196）阳明病，法多汗（阳明病，里热内盛，迫津外泄，理应多汗），反无汗（津气久虚，汗源不足，无以化汗达表），其身如虫行皮中状者（邪热郁于肌表，化汗无源，热不得散，游行其间，如虫行皮中状），此以久虚故也（津气久虚所致）。

提要：辨阳明病无汗，身如虫行皮中状证的机理。

（197）阳明病（阳明中寒证），反无汗（中寒饮停，无热邪蒸腾），而小便利（中焦虚寒，但未影响下焦气化），二三日呕而咳（寒饮犯胃则呕，犯肺则咳），手足厥者（阳气被水饮阻滞，不能通达四末），必苦头痛（寒饮上逆，蒙蔽清窍）。若不咳不呕，手足不厥者，头不痛（仅胃中虚冷，无继发水饮为患）。

提要：辨阳明中寒致寒饮上逆证。

（198）阳明病（阳明中风证），但头眩（热扰清空），不恶寒（燥热内盛，又无表证），故能食（阳明中风，热消水谷）而咳（肺与大肠相表里，故热邪上迫于肺），其人咽必痛（邪热循经上扰咽喉）；若不咳者，咽不痛（肺经未受热邪影响）。

提要：阳明中风，邪热上扰犯肺的病证。

（199）阳明病，无汗，小便不利（湿热郁结，湿无出路），心中懊侬者（湿热郁蒸，内扰心神），身必发黄（湿热壅结，熏蒸肝胆，胆汁外溢）。

注：阳明无汗有三种情况，①津气不足，汗源亏乏（196 条）；②阳明中寒，无热蒸腾（197 条）；③阳明湿热胶结，郁而不泄（199 条）。

提要：论阳明病湿热郁蒸发黄证。

（200）阳明病，被火（误用火法治疗，火与热合，邪热愈炽），额上微汗出（体素有湿，湿热相合，不得外越，郁蒸于上），而小便不利者（湿热壅结，不得下泄），必发黄（湿无出路，湿热郁蒸，胆热液泄，火逆发黄，其色晦暗如烟熏）。

注：六经发黄证有湿热发黄（236、260、261、262 条），寒湿发黄（195 条），蓄血发黄（125 条），火逆发黄,（6、111、200 条）等不同病证。

提要：论阳明病误用火疗，导致发黄。

（201）阳明病，脉浮（燥热外蒸，热盛于外）而紧者（燥热内结，邪实于里），必潮热，发作有时（内热郁滞，于阳明旺时借势发热）；但浮者，必盗汗出

（经热为主，腑未成实，寐则阳入于里，则卫表失固，而内热更甚，乘势迫津外泄）。

提要：辨阳明病脉浮紧与脉但浮的不同证候。

（202）阳明病，口燥，但欲漱水（阳明热入血分，血热津亏），不欲咽者（血被热蒸，营阴上潮，尚可敷布），此必衄（阳明之脉起于鼻，阳明血热，灼伤阳络）。

提要：辨阳明热邪深入血分致衄证。

（203）阳明病，本自汗出（热迫津泄），医更重发汗（损伤津液），病已差（表证已去），尚微烦不了了者（津伤胃燥，热扰心神，但燥热较轻，故微烦），此必大便硬故也（津伤燥结）。以亡津液，胃中干燥，故令大便硬。当问其小便日几行，若本小便日三四行，今日再行，故知大便不久出（小便次数减少，津液还入胃肠，燥结得润）。今为小便数少，以津液当还入胃中，故知不久必大便也。

提要：根据小便的多少推测大便硬的程度。

（204）伤寒呕多（病势向上），虽有阳明证，不可攻之（热聚于上，未结于腹，不可违反病机趋势而妄自攻下，攻之则正伤邪陷）。

提要：论伤寒呕多，病势向上者不可攻下。

（205）阳明病，心下硬满者（无形邪热壅滞心下，病变部位偏上），不可攻之（非有形之邪燥结于腹）。攻之，利遂不止者死（误用攻下，脾胃受伤，中气衰败），利止者愈（正气尚旺，中气未亡）。

注：无形邪热，壅滞偏上，不可攻下。本病与结胸的病变部位都在心下，应鉴别二者。结胸是热邪与水饮互结，本证为无形邪热，故结胸有痛不可近，本证仅硬满而不痛。结胸可攻，本证不可攻下。

提要：论阳明病心下硬满者误用攻下后变证与预后。

（206）阳明病，面合色赤（热郁于经，熏蒸于上），不可攻之（腑未成实），必发热（如误用攻下，致邪热入里，损伤脾胃，水湿滞留，湿热相合，郁而不宣则发热）。色黄者，小便不利也（湿热熏蒸肝胆而发黄，水湿不运而小便不利）。

提要：阳明病面合色赤者禁下及误下后的变证。

（207）阳明病，不吐不下（意在排除吐下后之虚烦），心烦者（胃中燥实，郁热上扰于心），可与调胃承气汤（方见105条）。

注：本条与栀子豉汤证都有心烦，但有虚实之别。栀子豉汤证，多属吐下之后，余热扰于胸膈，致心烦懊恼，是因无形邪热内扰而烦，故谓“虚烦”；本条不经吐下，而阳明腑实热结，浊热上扰而烦，故

谓“实烦”。

提要：阳明内实热郁心烦的证治。

（208）阳明病脉迟（阳明燥热内阻，气机不利，脉道不畅，必迟而有力），虽汗出不恶寒者（表证已去，转归阳明），其身必重（邪热伤气且燥热内阻，气机壅滞），短气，腹满而喘（肠实胃满，气机壅塞，气不下行，上逆于肺，故短气、腹满而喘），有潮热者（邪归阳明，腑实燥热之征），此外欲解（病邪已离表入里），可攻里也。手足濈然汗出者（脾主四肢，阳明燥热，迫津外泄），此大便已硬也（汗出伤津，化燥成实），大承气汤主之。若汗多，微发热恶寒者，外未解也，其热不潮（里热未盛，腑未成实），未可与承气汤（表邪未尽，里实未成）。若腹大满不通者（里实气滞，以痞满为主，无潮热、手足濈然汗出等症，知内热较轻，燥坚不甚），可与小承气汤，微和胃气，勿令至大泄下（不可峻下，否则伤正）。

提要：辨阳明病可攻与不可攻及大小承气汤证的区别。

大承气汤方（攻下实热，荡涤燥结）

大黄四两（酒洗）　厚朴半斤（炙，去皮）　枳实五枚（炙）　芒硝三合

上四味，以水一斗，先煮二物，取五升，去滓，

内大黄，更煮取二升，去滓，内芒硝，更上微火一两沸，分温再服，得下，余勿服。

小承气汤方（泻热通便，消滞除满）

大黄四两（酒洗） 厚朴二两（炙，去皮） 枳实三枚（大者，炙）

上三味，以水四升，煮取一升二合，去滓，分温二服。初服汤当更衣，不尔者尽饮之。若更衣者，勿服之。

（209）阳明病，潮热，大便微硬者（此处微硬应为硬，指燥屎已成），可与大承气汤；不硬者（里实未成），不可与之。若不大便六七日，恐有燥屎，欲知之法，少与小承气汤，汤入腹中，转矢气者，此有燥屎也（小承气汤尚不足以推荡燥结之实，只能使肠中燥屎略有活动而浊气下趋为矢气，由此可知燥屎已成），乃可攻之（可用大承气汤攻下）；若不转失气者（肠中若无燥屎内结，服小承气汤后就无矢气可以转动），此但初头硬，后必溏（只是少许硬粪阻塞软便），不可攻之，攻之必胀满不能食也（误用攻下，损伤脾胃阳气，脏寒腹满，纳运失司而拒食）。欲饮水者（中阳受损，气不化津），与水则哕（水寒相搏，胃失和降）。其后发热者，必大便复硬而少也（下后津伤，邪热复聚，再次燥化成实，但毕竟是下法之后，肠中燥热内结不甚，故大便只硬而少，并非全然不通），以小承气汤和之。不转失气者，慎不可攻也。

注：阳明病禁下的六种情况。

①胃中虚冷，不能食者。（194条）

②阳明病脉迟，食难用饱。（195条）

③阳明证其人呕吐。（204条）

④邪结偏上，心下硬满者。（205条）

⑤经邪未解，面合色赤者。（206条）

⑥用小承气汤不转矢气者。（209条）

提要：辨大小承气汤的使用法及误攻后的变证。

（210）夫实则谵语（燥热内结，浊气上干，扰乱心神），虚则郑声（郑声指语声低微，频繁重复，神志不清，由精气亏虚，心神失养所致）。郑声者，重语也。直视谵语（热盛阴竭，目无所养则直视，热扰心神则谵语），喘满者死（阴竭阳无所附，气从上脱），下利者亦死（中气败坏，阴从下竭）。

提要：辨谵语、郑声及谵语危候。

（211）发汗多，若重发汗者，亡其阳（汗后重汗，津液外泄，阳气外亡，但以亡阳为主）。谵语（心气散乱，神无所主，属虚性亡阳谵语，与一般的实性燥热谵语有别），脉短者死（气血津液虚竭，脉道不充，亡阳不返，生机微弱），脉自和者不死（寸关尺三部应指而不短，脉气尚能接续，生机未泯，正气尚有恢复之机）。

提要：根据脉象辨亡阳、谵语的顺逆。

（212）伤寒若吐若下后不解（伤寒表证，误用吐下，伤津化燥，病邪传里），不大便五六日，上至十余日，日晡所发潮热，不恶寒（阳明腑实证形成），独语如见鬼状（肠腑燥实，热盛火炎，心神被扰）。若剧者（若失治，病情进一步恶化），发则不识人，循衣摸床，惕而不安（热盛扰心，神志不清，神无所主，肢体乱动），微喘（热灼于肺）直视（热极津枯，目失所养），脉弦（脉弦长为津液血气未枯竭之征）者生，涩（脉短涩为津枯血气已绝之征）者死。微者（相对之下，病未加剧），但发热谵语者（仅见腑实一般症状，津液尚未枯竭），大承气汤主之（方见208条）。若一服利，则止后服（中病即止，勿使过剂伤正）。

提要：阳明腑实重症的辨证治疗和预后。

（213）阳明病，其人多汗，以津液外出，胃中燥，大便必硬（伤津化燥成实），硬则谵语（燥屎内结，浊气上攻，扰于心神），小承气汤主之（燥热尚轻，方见208条）。若一服谵语止者（腑气已通，燥结解除），更莫复服（提示慎用下法，中病即止）。

提要：阳明病汗多津伤致便硬、谵语的证治。

（214）阳明病，谵语，发潮热（腑实燥结），脉滑而疾者（热势散漫，腑实硬结不甚，与大承气汤证脉实有力有别），小承气汤主之（方见208条）。因与承气汤一升，腹中转气者（肠中已有燥屎，借药力推动，浊气下趋），更服一升，若不转气者（燥屎未成），勿更与之。明日又不大便（燥结仍在），脉反微（阳气虚衰，脉微无力）涩者（阴血不足，往来艰涩），里虚也（气血虚弱），为难治（邪实正虚，攻补两难），不可更与承气汤也。

提要：阳明腑实轻症的治法及禁例。

（215）阳明病，谵语有潮热（腑实形成），反不能食者，胃中必有燥屎五六枚也（燥屎内结，胃气壅滞，受纳无权）；若能食者，但硬耳（燥屎结而未至坚，胃气尚能下达，用小承气汤轻下为宜），宜大承气汤下之（应接在前面“胃中必有燥屎五六枚也”之后，方见208条）。

提要：以能食与否辨阳明腑实证大便硬结微甚的治法。

（216）阳明病，下血（阳明邪热深入血分，迫经血妄行）谵语者（血热上扰神明），此为热入血室（阳明燥热入血，下行灼伤胞宫）。但头汗出者（血中热邪不能透达于外，反熏蒸于上），刺期门，随其实而泻之（血室隶属于肝，刺肝经募穴之期门，借疏畅条达之力，宣泄宫血之热），濈然汗出则愈（热随汗散）。

注：但头汗出的类型包括湿热郁蒸（236条）、阳明热入血室（216条）、郁热蒸腾（228条）、热盛津乏（111条）。

提要：阳明病热入血室的证治。

（217）汗出（营卫不和，提示有表证）谵语者（阳明腑实特征），以有燥屎在胃中，此为风也（表有风邪）。须下者，过经乃可下之（待表证解除，仅见阳明里实证，方可攻下）。下之若早，语言必乱（表证未解，误下伤正，外邪内陷，化热为燥，扰乱心神），以表虚（误下致表邪内陷，表空无邪）里实（表邪尽陷，里热益甚）故也。下之愈，宜大承气汤（应接在前面“过经乃可下之”之后。方见208条）。

提要：辨表虚里实证是否当下的证治。

（218）伤寒四五日（邪气离表入里之期），脉沉而喘满（腑气壅实，肺与大肠相表里，故影响肺气不得宣降），沉为在里（里热成实），而反发其汗，津液越出（误汗伤津），大便为难，表虚（本无表证，但误用汗法，故致表虚）里实（误汗伤津，燥热内生，故谓里实），久则谵语（日久津伤益甚，燥热愈烈，上扰心神）。

提要：里实误汗致大便难、谵语等症。

（219）三阳合病，腹满身重，难以转侧（里热壅盛，气耗津伤），口不仁（胃热熏灼于上，津液耗伤，口失滋润），面垢（浊气上蒸），谵语（热扰心神），遗尿（热盛神昏，膀胱失约）。发汗则谵语（身重误认为表证而发汗，重伤津液，燥热更甚，扰乱心神），下之则额上生汗，手足逆冷（将腹满误认为胃实而用下法，则津液下竭，阳气无以依附而上越故额上汗出，阳气上浮则不能通达四末故手足逆冷）。若自汗出者（里热迫津外泄），白虎汤主之（方见176条）。

注：“若自汗出者，白虎汤主之”应接在“谵语遗尿”后，属倒装文法。

提要：三阳合病，邪热偏重于阳明的证治及禁例。

（220）二阳并病（太阳病仍在，阳明病继起），太阳证罢，但发潮热（太阳病未经治疗而罢，转归阳明，燥实内阻），手足漐漐汗出（四肢属阳明，热郁津伤，热势蒸腾，故见手足汗出），大便难而谵语者（阳明腑实已成），下之则愈，宜大承气汤（方见208条）。

提要：二阳并病转归阳明腑实的证治。

（221）阳明病，脉浮（里热炽盛，充斥内外）而紧（燥热亢盛，正气不虚，正邪相搏激烈），咽燥（热灼津伤）口苦（浊热之气上冲），腹满而喘（热邪壅滞，肺气上逆），发热汗出，不恶寒反恶热（阳明内热炽盛），身重（热盛伤气，气机不利）。若发汗则燥，心愦愦反谵语（误汗伤津，里热愈炽，扰乱心神）；若加温针（因脉紧误诊为寒证而用温针），必怵惕烦躁不得眠（以火助热，内劫心神，故惊恐不安，烦躁不得眠）；若下之，则胃中空虚（因腹满而误用下法，损伤胃气而使其空虚），客气动膈，心中懊侬（无形邪热，乘虚上扰胸膈，气机郁遏），舌上胎者（舌上生苔，但非黄燥，反映邪热郁于胸膈），栀子豉汤主之（方见76条）。

提要：阳明热证误治后的变证及误下后热扰胸膈证的证治。

（222）若渴欲饮水，口干舌燥者（燥热内盛，津气两伤），白虎加人参汤主之（方见26条）。

提要：承接第221条阐述阳明热盛津伤的证治。

（223）若脉浮发热（里热郁蒸于表），渴欲饮水（误下后热存津伤，又水热互结于下焦，气不化津），小便不利者（水热互结于下焦，水气不利），猪苓汤主之。

提要：承接第221条言阳明津伤水热互结的证治。

治法：清热利水，育阴润燥。

猪苓汤方

猪苓（去皮）　茯苓　泽泻　阿胶　滑石（碎）各一两

上五味，以水四升，先煮四味，取二升，去滓，内阿胶烊消，温服七合，日三服。

注：阳明清法三方为栀子豉汤、白虎加人参汤、猪苓汤，针对阳明经证误治伤津化热而形成上、中、下三焦邪热偏盛的不同治法。

（224）阳明病，汗出多而渴者（津伤严重者），不可与猪苓汤，以汗多胃中燥（汗多津伤，胃燥津亏），猪苓汤复利其小便故也（津液重亡）。

提要：猪苓汤禁例。

（225）脉浮（虚阳外浮）而迟（阴寒在里），表热里寒（阴盛格阳，真寒假热），下利清谷者（肾阳衰微，火不暖土），四逆汤主之（方见29条）。

提要：论述表热里寒的格阳证治，以资与阳明病热证鉴别。

（226）若胃中虚冷（阳明中寒证），不能食者（中焦阳虚，受纳腐熟无权），饮水则哕（水寒相加，中阳受挫，胃失和降而上逆）。

提要：辨胃中虚冷，饮水致哕证。

（227）脉浮发热（阳明热邪蒸腾外扬），口干鼻燥（热灼津伤），能食者（热盛于胃，热则消谷）则衄（燥热较盛，由气入血，迫血妄行而衄）。

提要：辨阳明气分热盛迫血妄行致衄。

（228）阳明病，下之（阳明病，热邪散漫，腑未成实，下之过早徒伤胃气而邪热内陷，或腑实已成，下之燥实虽去，而余热尚存，均可致热郁于胸膈），其外有热，手足温（下后无形邪热未尽，弥漫于表），不结胸（邪热未与水结，但心胸部不适），心中懊憹（热扰胸膈），饥不能食（邪热扰胃则似饥，下后伤胃，胃虚难消则不能食），但头汗出者（郁热蒸腾于上），栀子豉汤主之（方见76条）。

注：手足温也见于太阴病，本证因其外有热，故属阳明。

提要：阳明病下后，余热留扰胸膈的证治。

（229）阳明病（实为少阳阳明并病），发潮热（阳明热证，但非腑实所致），大便溏（腑实未成，湿气有余），小便自可（下焦气化正常，胃中燥热不甚未影响津液正常分布，未形成"脾约"），胸胁满不去者（病变重心仍在少阳），与小柴胡汤（方见96条）。

提要：辨邪从少阳内传阳明，腑实未成，病机仍在少阳的证治。

（230）阳明病（实为少阳阳明并病），胁下硬满（少阳经气阻滞），不大便（三焦郁滞，津液不得下达）而呕（胆胃不和），舌上白胎者（舌苔非黄燥，表明腑未成实，病在少阳），可与小柴胡汤（方见96条）。上焦得通（少阳气机通畅，胁下硬满可除），津液得下（三焦宣畅，津液布达而下，大便自通），胃气因和（胆不犯胃，呕逆自止），身濈然汗出而解（少阳枢机运转，表里营卫通畅，余邪随汗而解）。

提要：阳明病柴胡证未罢，治从少阳及服小柴胡汤后的作用机理。

（231）阳明中风（始为阳明中风，之后已成三阳合病），脉弦（少阳病主脉）浮（太阳病主脉）大（阳明病主脉）而短气，腹都满（阳明气机壅塞，腑气不通），胁下及心痛（少阳受邪，胆经郁滞），久按之气不通（经气不利较甚），鼻干，不得汗（热邪郁闭阳明，表气不通），嗜卧（三焦气机不利，湿邪壅滞），一身及目悉黄，小便难（三焦郁闭，小便不利，水湿停滞与热相合，郁而发黄），有潮热（阳明热盛所致），时时哕（少阳不和，横犯胃土，胃气上逆），耳前后肿（阳明、少阳二经受邪），刺之小差，外不解（针刺略泄其邪，但少阳经证仍在），病过十日，脉续浮者（其脉仍浮、弦、大，说明三阳合病之邪未解），与小柴胡汤（和解枢机，驱邪外出。方见96条）。

提要：辨阳明中风，兼太少同病的证治。

（232）脉但浮（由原来的弦、大、浮，变为单纯的浮脉，为表邪未尽），无余证者（无上一条所有的三阳证候，只有表证），与麻黄汤（发汗解表，方见35条）。若不尿（水湿内停，外泄无路），腹满加哕者（水困中焦，胃气败坏，气滞上逆），不治（胃气已竭，三焦郁闭，水谷难进，水湿难除，故曰不治）。

提要：承上条论述里证全罢、表邪未解的证治，并指出正气衰败的恶候。

（233）阳明病，自汗出（伤津），若发汗（再伤津），小便自利者（再伤津），此为津液内竭（反复伤津，津液亏损至极），虽硬不可攻之（便硬因液脱津竭所致，非燥热成实之证，若妄攻则无水推舟，无济于事），当须自欲大便（粪便临近肛门，便意频作时），宜蜜煎导而通之（滑润大便，因势利导）。若土瓜根及大猪胆汁，皆可为导。

提要：津伤便硬，便意频繁而不解者，宜用导法。

治法：清热润燥，导下通便。

①蜜煎方

食蜜七合

上一味，于铜器内，微火煎，当须凝如饴状，搅之勿令焦著，欲可丸，并手捻作挺，令头锐，大如指，长二寸许。当热时急作，冷则硬。以内谷道中，以手急抱，欲大便时乃去之。疑非仲景意，已试甚良。

②土瓜根方（佚）

③猪胆汁方

又大猪胆一枚，泻汁，和少许法醋，以灌谷道内，如一食顷，当大便出宿食恶物，甚效。

（234）阳明病（实为太阳表虚证初传阳明，仍以太阳证候为主），脉迟（与缓脉同，反映表虚），汗出多（表虚，营卫不和），微恶寒者（表证），表未解也，可发汗（解肌祛风，调和营卫），宜桂枝汤（方见12条）。

注：阳明病脉迟病机包括里实热郁（208条），阳虚寒阻（195条），阳明病兼表虚（234条）。

提要：论述阳明病兼太阳表虚，表证偏重的证治。

（235）阳明病，脉浮，无汗而喘者（伤寒表实特征）发汗则愈，宜麻黄汤（方见35条）。

提要：阳明病兼表实，且表证偏重的证治。

（236）阳明病，发热汗出者，此为热越（湿热有出路)，不能发黄也。但头汗出，身无汗，剂颈而还（湿热胶着，不得外越，蒸腾于上)，小便不利（湿无出路)，渴引水浆者（湿热证一般不渴，渴说明热盛伤津，湿阻气化)，此为瘀热在里，身必发黄（湿热郁结，熏蒸肝胆)，茵陈蒿汤主之。

提要：阳明湿热蕴结在里发黄的证治。

治法：清热利湿退黄。

茵陈蒿汤方

茵陈蒿六两　栀子十四枚（擘）　大黄二两（去皮）

上三味，以水一斗二升，先煮茵陈，减六升，内二味，煮取三升，去滓，分三服。小便当利，尿如皂荚汁状，色正赤，一宿腹减，黄从小便去也。

(237）阳明证，其人喜忘者（善忘，记忆力下降)，必有蓄血（心主血，又主神明，阳明瘀热相结，血脉不利，心失所养，故记忆力下降)。所以然者，本有久瘀血，故令喜忘。屎虽硬（阳明热实)，大便反易（瘀血，败血濡润之故)，其色必黑者（瘀血日久混入便中，色黑如漆)，宜抵当汤下之（方见124条)。

提要：阳明蓄血的证治。

(238）阳明病，下之（阳明腑证下之不彻)，心中懊憹而烦（参考下文可知，一为下之不彻，腑实仍在，燥热上扰所致；一为下后余热未尽，热扰神明所致），胃中有燥屎者（应有腑实相关症状），可攻。腹微满，初头硬，后必溏（热结不甚，腑未成实），不可攻之。若有燥屎者，宜大承气汤（方见208条）。

提要：辨阳明病下后可攻与不可攻的证治。

（239）病人不大便五六日，绕脐痛（燥屎结于肠中），烦燥（燥热扰心），发作有时者（阳明气旺之时，正邪交争激烈而烦躁、腹痛更加明显），此有燥屎，故使不大便也。

提要：辨阳明腑实燥屎内结证。

（240）病人烦热（发热甚），汗出则解（应是太阳表证发热），又如疟状（汗后表热已解，而里热呈间歇性发作），日晡所发热者（阳明气旺之时，正邪交争激烈而发热），属阳明也。脉实者（里实已成），宜下之；脉浮虚者（表虚兼阳明，但表证为主），宜发汗（先解其表）。下之与大承气汤，发汗宜桂枝汤（均属举例，可根据实际情况选择汗下方剂）。

提要：据脉证之虚实，而辨汗下之治法。

（241）大下后，六七日不大便（或下不如法，或因体质因素一下未了，致使下后伤津，燥屎复结），烦不解（邪热犹在），腹满痛者（腑实气滞），此有燥屎也。所以然者，本有宿食故也（宿食不消变为燥屎），宜大承气汤（方见208条）。

提要：下后燥屎复结，仍用下法的证治。

（242）病人小便不利（阳明燥结后期津伤较重，化源不足），大便乍难（燥屎内结，肠中津乏）乍易（小便不利时，尚存部分津液反还肠中），时有微热（邪热深伏于里，难以透发于外），喘（腑气不通，燥热上迫于肺）冒（邪热上扰清窍）不能卧者（喘冒俱甚，故不能卧寐），有燥屎也，宜大承气汤（方见208条）。

提要：阳明燥屎内结，喘冒不能卧的证治。

（243）食谷欲呕，属阳明也（胃中虚冷，纳化无权，寒饮内生，浊阴上逆，属阳明寒呕），吴茱萸汤主之。得汤反剧者，属上焦也（如是寒浊之呕，一般服用吴茱萸汤后，病证可缓解或消失，今若服后呕吐增剧，必是上焦热盛气逆致呕，误以热治热）。

提要：辨呕有中寒、上热的不同。

治法：温中和胃，降逆止呕。

吴茱萸汤方

吴茱萸一升（洗） 人参三两 生姜六两（切） 大枣十二枚（擘）

上四味，以水七升，煮取二升，去滓，温服七合，日三服。

（244）太阳病，寸缓关浮尺弱（太阳中风浮缓脉之变称），其人发热汗出，复恶寒（太阳中风之证），不呕（邪气未传少阳），但心下痞者，此以医下之也（表证误下，邪陷于里，气机痞塞）。如其不下者（未经误下），病人不恶寒而渴者（病邪自行离表入里化热），此转属阳明也。小便数者，大便必硬（津液偏渗膀胱，肠中津乏，属脾约），不更衣十日，无所苦也（非燥热内盛所致，故腹无满痛之苦，应与燥实内结之大便硬鉴别，后者有腹满痛、绕脐痛等）。渴欲饮水（热盛津伤），少少与之（少量饮水，补津和胃），但以法救之（观其证情变化，随证治之）。渴者（水蓄下焦，膀胱气化不行，津不上承所致者），宜五苓散（方见71条）。

提要：论述太阳中风误下致痞及转属阳明的辨证，并指出津乏与水停致渴的不同处理办法。

（245）脉阳微（脉浮而微，提示表邪已弱）而汗出少者（汗出适当），为自和也（表邪已衰，正气渐复，可期自愈）；汗出多者（易伤津化燥），为太过。阳脉实（浮取大而有力，为邪气盛实），因发其汗，出多者（伤津化燥），亦为太过（强调邪气虽盛，也不可过汗）。太过者（发汗太多，津液亡失），为阳绝于里（阴伤而阳气独盛于里），亡津液，大便因硬也。

提要：辨汗出过多，津伤便硬证。

（246）脉浮而芤，浮为阳（阳盛），芤为阴（阴虚），浮芤相抟（阳盛阴虚），胃气生热（胃肠乏津而生热），其阳则绝（无阴以和阳，阳气独盛）。

提要：阴虚阳盛的脉候与病理机制。

（247）趺阳脉浮而涩，浮则胃气强（胃阳亢盛），涩则小便数（脾阴不足，津液偏渗膀胱），浮涩相抟（胃阳亢盛，煎灼脾阴，脾失转输），大便则硬（津少肠干），其脾为约（脾转输津液的功能受到胃阳的约制），麻子仁丸主之。

提要：辨脾约脉证和治法。

治法：润肠滋燥，缓通大便。

麻子仁丸方

麻子仁二升　芍药半斤　枳实半斤（炙）　大黄一斤（去皮）　厚朴一尺（炙，去皮）　杏仁一升（去皮尖，熬，别作脂）

上六味，蜜和丸，如梧桐子大。饮服十丸，日三服，渐加，以知为度。

（248）太阳病三日，发汗不解（汗不如法，表邪入里化热），蒸蒸发热者（燥热蒸腾），属胃也（转属阳明，应有腹胀、大便硬等腑证），调胃承气汤主之（方见105条）。

提要：太阳病汗后转属阳明腑实证的证治。

（249）伤寒吐后，腹胀满者（吐后伤津，化燥成实，腑气不畅），与调胃承气汤（方见105条）。

提要：论阳明燥实腹满证的证治。

（250）太阳病，若吐若下若发汗后（表证治不得法，徒伤津液，外邪内陷，化热成燥），微烦（燥热扰心），小便数（燥热逼迫津液偏渗膀胱），大便因硬者（津液难以还流大肠，滋润燥热），与小承气汤和之愈（方见208条）。

提要：太阳病误治伤津致热结成实的证治。

（251）得病二三日，脉弱（反映正气不足，提示腑实不甚，不可大剂攻下），无太阳、柴胡证（排除了表证和半表半里证），烦躁，心下硬（病入阳明，燥热结滞）。至四五日，虽能食（腑实病势较轻），以小承气汤，少少与，微和之（和顺胃气），令小安。至六日，与承气汤一升（又过一两天，仍不大便，心下硬，但无典型的大承气汤证，再与小承气汤一升，因其脉弱，用药谨慎）。若不大便六七日，小便少者（津液尚能还入肠中），虽不受食（胃气不旺，难以消谷，而并非胃中燥实壅盛所致），但初头硬，后必溏，未定成硬，攻之必溏（误下损伤脾阳）；须小便利，屎定硬（津液偏渗膀胱，燥化成实），乃可攻之，宜大承气汤（方见208条）。

提要：辨大承气汤、小承气汤的使用方法。

（252）伤寒六七日（病程较久），目中不了了，睛不和（视物不清楚，目睛转动不灵活，为肝肾阴津欲竭，目失所养而致），无表里证（无大热、大汗、大渴等阳明外症，有的注家认为是无头痛、恶寒等表症，又无腹满痛、绕脐痛等里症），大便难，身微热者（阳明燥热结实之征），此为实也，急下之（表里之证不明显，因阳热燔灼，肝肾阴液消亡显露，故需急下存阴），宜大承气汤（方见208条）。

提要：伤寒目中不了了，睛不和，法当急下存阴。

（253）阳明病，发热汗多者（腑实已成，热极汗多，耗津迅速），急下之（釜底抽薪，急下存阴），宜大承气汤（方见208条）。

提要：阳明病发热汗多，法当急下存阴。

（254）发汗不解（汗不如法，邪热内陷，津伤燥化），腹满痛者（燥屎阻结严重，腑气不通则痛），急下之，宜大承气汤（方见208条）。

提要：发汗不解，津伤燥结，阳明腑实者，宜急下存阴。

（255）腹满不减（阳明腑实，气机壅滞重证），减不足言（即令有所减轻，也程度甚微，提示腑实严重）当下之，宜大承气汤（方见208条）。

提要：辨腹满当下的证治。

（256）阳明少阳合病，必下利（两阳相合，邪热炽盛，下迫大肠）。其脉不负者（脉象见大脉、实脉、滑脉，为脾土较旺，肝木难克），为顺也（其病易愈）；负者（脉见弦，为木旺克土），失也（少阳之火遇阳明之热，病势难愈），互相克贼（土虚木乘，木邪克土），名为负也。脉滑而数者（脉滑数而不弦，故知无木邪克害之象），有宿食也（燥热宿食结于胃肠，且逼迫津液从旁而下为利），当下之，宜大承气汤（攻下燥结，其利自止）。

注：合病下利有三条。①太阳与阳明合病自下利，病偏重于太阳之表者，故用葛根汤（32条）。②太阳与少阳合病自下利，邪偏重于少阳，热迫大肠者，故用黄芩汤（172条）。③阳明少阳合病下利，病偏重于阳明之里，内有宿食，热结旁流，故用大承气汤，为通因通用之治法（256条）。

提要：辨阳明少阳合病宜下的脉证治法。

（257）病人无表里证（无恶寒、头痛等表证之象，又无腹满、潮热、谵语等里证之象），发热七八日（里热蒸腾于外），虽脉浮数者（因非表证，故为里热），可下之（可用清下之法）。假令已下，脉数不解（脉浮不在为气分之热已去，而血分之热仍在，故脉仍数），合热则消谷喜饥（血分之热合于胃则消谷喜饥），至六七日不大便者（里有燥热，但未成实，是血分瘀热结于肠所致），有瘀血，宜抵当汤（方见124条）。

注：本证要与阳明病蓄血证（237条）鉴别。237条为离经瘀血，可润泽大肠，故大便色黑反易；本条为未离经瘀血与热相结灼液伤津，故不大便。

提要：辨阳明腑实与有瘀血的证治。

（258）若脉数不解（邪热未尽，血分之热尤甚），而下不止（邪热下迫大肠），必协热便脓血也（邪热进而迫血下行，灼伤阴络，甚至血热相蒸，肉腐为脓）。

注：阳明热入血分，有衄血（202条）、下血（216条）、血瘀（237条、257条）、血腐（258条）之不同。

提要：承上条论下后便脓血的变证。

（259）伤寒发汗已（汗不如法，损伤中阳），身目为黄（阳虚体质，复经发汗，更伤中阳，寒湿内生，阻碍肝胆疏泄，郁而发黄，黄色晦暗），所以然者，以寒湿在里不解故也（胃阳素虚，寒湿留滞不化）。以为不可下也（寒湿发黄，由阳虚寒湿而致，故不可攻下），于寒湿中求之（当用温中散寒，除湿退黄之法）。

提要：寒湿发黄的证治和禁忌。

（260）伤寒七八日，身黄如橘子色（阳黄的特征），小便不利（湿无出路），腹微满者（湿热郁积于里，腑气壅滞），茵陈蒿汤主之（方见236条）。

提要：补述湿热发黄证的证治。

（261）伤寒身黄发热（湿热蕴结发黄，热重湿轻），栀子柏皮汤主之。

提要：伤寒热重湿轻，身黄发热的证治。

治法：清热利胆，兼以泄湿退黄。

栀子柏皮汤方

肥栀子十五个（擘） 甘草一两（炙） 黄柏二两

上三味，以水四升，煮取一升半，去滓，分温再服。

（262）伤寒瘀热在里（以方测证，虽瘀热在里，但必兼表证，如发热、恶寒、无汗、身痒、脉浮等），身必黄（表邪外闭，湿热内蕴，疏泄失常，郁而发黄），麻黄连轺赤小豆汤主之。

提要：阳黄兼表证的证治。

治法：清热利湿，宣散表邪。

麻黄连轺赤小豆汤方

麻黄二两（去节） 连轺二两（连翘根是） 杏仁四十个（去皮尖） 赤小豆一升 大枣十二枚（擘） 生梓白皮一升（切） 生姜二两（切） 甘草二两（炙）

上八味，以潦水（即雨水，味薄不助湿邪）一斗，先煮麻黄再沸，去上沫，内诸药，煮取三升，去滓，分温三服，半日服尽。

注：治黄（阳黄）三法，①下法，茵陈蒿汤；②清法，栀子柏皮汤；③汗法，麻黄连轺赤小豆汤。

辨少阳病脉证并治

（263）少阳之为病，口苦（胆汁味苦，火亦生苦，少阳郁火上炎，其味上溢则口苦），咽干（郁火灼伤津液），目眩也（足少阳之脉起于目锐眦，且胆与肝相表里，肝开窍于目，胆火循经上扰，干犯清窍，必头目昏眩）。

提要：少阳病提纲证。

（264）少阳中风（风中少阳，风火相煽），两耳无所闻，目赤（风火循经上壅清窍，则目赤、耳聋），胸中满（少阳经气不利）而烦（郁火扰心）者，不可吐下（无形郁火禁用吐法、下法），吐下则悸而惊（耗气伤血，心神失养）。

提要：论少阳中风证的禁忌及误治后的变证。

（265）伤寒，脉弦细（少阳脉象），头痛发热者

（三阳证均有，此处与脉弦细伴发，知为少阳证），属少阳。少阳不可发汗（少阳证禁汗、吐、下），发汗则谵语，此属胃（胆火犯胃，复因妄汗伤津助热，致胃中燥热继起，上扰心神则谵语）。胃和则愈（一是热除津复自和，二是用泄热和胃之法治疗而愈），胃不和，烦而悸（若津不能复，胃中燥热不解，进而耗伤阴血，心失所养，可见心烦、心悸）。

提要：论少阳伤寒禁汗及误汗后的变证与转归。

（266）本太阳病不解，转入少阳者，胁下硬满（少阳经气不利），干呕不能食（胆郁犯胃），往来寒热（少阳热型），尚未吐下（正气未伤，邪陷不深），脉沉（指相对不浮，提示邪离太阳之表）紧（类弦，提示病入少阳）者，与小柴胡汤（方见96条）。

提要：辨太阳病转入少阳的脉证治法。

（267）若已吐下、发汗、温针（泛指各种误治伤阴化燥），谵语（误治后出现像谵语一类的变证，不仅仅指谵语，但少阳误治最易伤津化燥，热扰心神，故谵语有一定代表性），柴胡汤证罢（病已脱离少阳），此为坏病（证情复杂，不循六经一般规律演变）。知犯何逆，以法治之（重新辨证论治）。

提要：论少阳病误治后变证的治则。

（268）三阳合病（太阳、少阳、阳明三阳经病同时出现），脉浮大（浮为太阳之脉，大为阳明之脉），上关上（指脉形弦长，为少阳之脉），但欲眠睡（热盛神昏，注意与少阴阳衰、心神失养之“脉微细，但欲寐”有虚实寒热之别），目合则汗（睡眠时阳气由表入里，卫阳稍减，而里热增盛，热迫液泄，故见盗汗，属阳盛而非阴虚）。

提要：辨三阳合病的脉证。

（269）伤寒六七日（病程较长），无大热（表无大热，即无表证之发热、恶寒等症），其人躁烦者（烦躁不安，说明邪气未退，已传于里），此为阳去入阴故也（提示病邪离表入里，阴指里，并非专指三阴）。

提要：辨伤寒表证传里。

（270）伤寒三日，三阳为尽（《素问·热论》曰：“伤寒一日，巨阳受之……二日阳明受之……三日少阳受之……”），三阴当受邪（伤寒六经病传，并不拘泥天数，而是以脉证为凭，此处指病邪由阳经传入阴经之时），其人反能食而不呕（胃气调和，病邪难以传里），此为三阴不受邪（呕为三阴经共见之症，太阴为腹满而吐，少阴为欲吐不吐，厥阴为饥而不欲食，食则吐蛔）也。

提要：辨伤寒不传三阴之证。

（271）伤寒三日（病入少阳之时），少阳脉小者（少阳病其脉当弦，若由弦变小，表明邪气渐衰将退），欲已也（病之将愈）。

提要：辨少阳病欲愈的脉象。

（272）少阳病欲解时（有利于病邪解除的时机），从寅至辰上（3~9 时为少阳之气旺时）。

提要：预测少阳病欲解的有利时辰。

辨太阴病脉证并治

（273）太阴之为病，腹满（中焦阳虚，寒凝气滞湿阻）而吐（脾胃虚寒，升降紊乱，浊气上逆则吐），食不下（中焦虚寒，脾不运化，胃不受纳），自利益甚（虚寒湿化，清阳不升则下利，下利则清阳更陷，故越来越重），时腹自痛（寒凝脾络，时通时阻）。若下之（若误将“腹满时痛”诊为实证，用寒凉攻下之品，则更伤脾阳），必胸下结硬（阳虚不能制阴，寒湿之气上逆，凝滞于胸下）。

注：本证胸下结硬与寒实结胸有别，后者为寒痰水饮等有形实邪结于胸膈。

提要：太阴病提纲证及治禁。

（274）太阴中风（脾阳素虚，寒湿内盛之人，感受风邪），四肢烦疼（脾主四肢，脾虚外感，故四肢烦疼），阳微（浮取脉微，提示表邪渐衰）阴涩（沉取脉涩，提示里虚湿滞）而长者（脉形长而不短，提示脾阳渐旺，湿邪渐去，正复邪微），为欲愈。

提要：太阴中风的主证及欲愈候。

（275）太阴病，欲解时（有利于病邪解除的时机），从亥至丑上（21 时～次日 3 时为太阴气旺之时）。

提要：预测太阴病欲解的有利时辰。

（276）太阴病，脉浮者（太阴兼表证，且以表证为重），可发汗，宜桂枝汤（表里同病，里虚不甚，表证为重，应先解表）

注：太阴病兼表证，里虚不甚，解表当用桂枝汤，调和营卫，兼补里虚，不可用麻黄汤类峻汗伤阳。若里虚寒较重，虽有表证，也应先温其里，如 91 条；或表里同治，如 163 条。

提要：太阴病兼表的治法。

（277）自利不渴者（中焦虚寒，清阳下陷则下利，未及下焦，肾阳尚可蒸津上布，故不渴），属太阴，以其脏有寒（脾脏虚寒）故也，当温之，宜服四逆辈（指四逆汤一类方剂，包括理中汤）。

注：太阴病自利不渴，少阴病自利而渴，厥阴病下利有寒热之别：热利则渴，寒利不渴。

提要：太阴病的主证、病机及治则。

（278）伤寒脉浮（阳虚较轻，正气尚能与初感外邪搏击，故脉应之而浮）而缓（浮缓之脉既表太阳中风，亦表太阴有病，此处为后者，说明脾阳不足同时存在），手足自温者（脾主四肢，阳虚不甚，脾阳尚能布于四末，此证太阴阳虚不甚，若太阴虚寒明显，手足未必温暖），系在太阴（病属太阴）。太阴当发身黄（太阴寒湿凝滞，影响肝胆疏泄，胆汁外溢而身黄，其色暗黄，为阴黄），若小便自利者（湿有出路），不能发黄。至七八日，虽暴烦（骤然烦扰不安，为正气来复，正邪交争剧烈）下利日十余行（脾阳来复，清理腐秽，使之随大便而出），必自止（邪尽利自止，病将向愈，同时警示，不可用固涩止利，防止闭门留寇），以脾家实（脾阳来复），腐秽当去故也。

提要：太阴湿郁发黄与脾阳来复转愈的临床表现和机制。

（279）本太阳病，医反下之，因而腹满时痛者（中焦虚寒体质，又经误下伤阳，脾伤气滞络瘀，故出现腹满时痛），属太阴也（病位在脾，故属太阴，但与典型的太阴虚寒有别，因未见吐、利、食不下等症），桂枝加芍药汤主之；大实痛者（运化无力，腐秽食积壅滞，闭阻不通而成阴实痛），桂枝加大黄汤主之。

提要：太阳病误下致邪陷太阴腹满时痛或大实痛的证治。

治法：通阳益脾，和络止痛；和络止痛，兼通实滞。

① 桂枝加芍药汤方

桂枝三两（去皮） 芍药六两 甘草二两（炙） 大枣十二枚（擘） 生姜三两（切）

上五味，以水七升，煮取三升，去滓，温分三服。本云桂枝汤，今加芍药。

② 桂枝加大黄汤方

桂枝三两（去皮） 大黄二两 芍药六两 生姜三两（切） 甘草二两（炙） 大枣十二枚（擘）

上六味，以水七升，煮取三升，去滓。温服一升，日三服。

（280）太阴为病，脉弱，其人续自便利（脾胃虚弱，中阳不足），设当行大黄芍药者（疑有积滞，拟用大黄、芍药等寒性致泻药物时），宜减之（用量不可过大），以其人胃气弱，易动故也（因脾胃虚弱，不耐寒凉攻伐，否则易造成泻利不止）。

提要：以太阴病为例强调脾胃虚弱者，用克伐之药必须注意固护胃气。

辨少阴病脉证并治

（281）少阴之为病，脉微（阳气虚衰，鼓动无力）细（阴血亏虚，脉道不充），但欲寐也（心肾阳虚，精气俱衰，心神失养）。

提要：少阴病提纲证。

（282）少阴病，欲吐（肾阳虚衰，浊阴上逆）不吐（或因胃中空虚无物可吐，或因气逆不甚而欲吐不吐），心烦（虚阳浮越，上扰心神），但欲寐（心肾阳虚，神疲不支），五六日自利（肾阳虚不能温暖中土，致脾失升运而下利）而渴者（下焦阳虚，无以蒸化津液，致津不上承，故饮而不多，且喜热饮），属少阴也，虚故引水自救（口中津液匮乏，故欲饮水自救，所谓“火衰则渴”，绝不可以清热生津止渴为治）。若小便色白者（肾阳虚不能温化水液），少阴病形悉具。小便白者，以下焦虚有寒，不能制水（阳虚不能温化水液），故令色白也。

提要：少阴虚寒证的病机及辨证要点。

（283）病人脉阴阳（寸、关、尺）俱紧（沉紧，提示少阴里寒较盛），反汗出者（阴寒太盛，逼迫虚阳外亡），亡阳也，此属少阴，法当咽痛（无根虚阳循经上扰咽喉）而复吐利（阳虚内寒，升降反作）。

提要：辨少阴亡阳的脉证。

（284）少阴病，咳而下利（病邪同时影响肺和大肠功能可出现，寒化和热化证均可见到，寒化证用真武汤，热化证用猪苓汤，但均不可强发其汗以防伤气阴），谵语者（伤津化燥，热扰心神），被火气劫故也（误用火疗强发其汗，劫伤津液，耗伤阳气），小便必难（津伤则尿源不足，阳损则气化无力），以强责少阴汗也（少阴误汗是变证之源）。

提要：少阴病被火劫伤阴的变证。

（285）少阴病，脉细沉数（沉提示在里，细提示阴虚，数提示有热。一般指少阴热化证，阴虚阳亢，寒化证有时可见脉沉细无力而数），病为在里，不可发汗（里证禁用发汗，误汗则寒化证进一步耗伤阳气，热化证则进一步损伤津液）。

提要：少阴里证禁用发汗。

（286）少阴病，脉微（阳气虚），不可发汗，亡阳故也。阳已虚，尺脉弱涩者（肾阳已虚，阴精不足），复不可下之（不可因阴寒内实或肠道乏津便难而误用攻下，否则有竭阴之变）。

提要：少阴病，阳虚、阴阳两虚，禁用汗法、下法。

（287）少阴病，脉紧（阴寒内盛），至七八日，自下利，脉暴微（脉由紧突然转为缓和，可能是阴盛阳衰，或寒退阳复，此处指后者），手足反温（阳气来复之征），脉紧反去者（阳回寒去），为欲解也。虽烦（正邪交争，阳气争胜，病人暂感烦扰）下利，必自愈（阳复阴退，邪随利去，病将向愈）。

提要：少阴病阳回自愈的脉证。

（288）少阴病，下利（阴盛阳虚），若利自止（阴退阳复），恶寒而踡卧（阴盛阳虚），手足温者（阳气恢复之兆），可治。

提要：少阴虚寒证手足温者可治。

（289）少阴病，恶寒而踡（阳虚阴盛），时自烦，欲去衣被者（阳气来复与寒相争将要胜寒之征，但也有阴寒过盛逼迫虚阳外越的情况，要参考其他症状判定），可治。

提要：少阴病，阳气来复，烦热欲去衣被者可治。

（290）少阴中风（风邪侵犯少阴之经），脉阳微（寸脉微为邪气渐微之征）阴浮者（尺脉浮为阳气渐复之兆），为欲愈（邪衰正复）。

提要：论少阴病欲愈的脉象。

（291）少阴病，欲解时（有利于病邪解除的时机），从子至寅上（23时～次日5时为少阴气旺之时）。

提要：预测少阴病欲解的时辰。

（292）少阴病，吐利（阳虚内寒，升降反作），手足不逆冷（阳虚不甚），反发热者（正能抗邪，与之斗争，并非虚阳外越），不死。脉不至者（吐利暴作，阳气乍虚，气机一时不能接续），灸少阴七壮（温通阳气，扶阳复脉）。

提要：吐利暴作，阳虽虚而未甚，脉不至者可用灸法。

（293）少阴病，八九日，一身手足尽热者，以热在膀胱（少阴与膀胱相表里，少阴虚火炽盛，移热于膀胱，膀胱外应皮毛，故一身手足尽热），必便血也（邪热内迫血分，伤及膀胱血络）。

提要：少阴病热移膀胱血分的变证。

（294）少阴病，但厥（阳气虚衰）无汗（阴津亏虚，阳虚不能蒸化），而强发之，必动其血（强汗不仅伤阳亦伤阴，并能扰动营血，血随虚阳上涌，循清窍而出），未知从何道出，或从口鼻，或从目出者，是名下厥（阳虚于下，厥从下起）上竭（血从上出，阴从上竭），为难治（下厥当温，但血动妄行不可温，上竭当清凉，但又碍于下厥，故为难治）。

提要：强发少阴汗导致动血的变证。

（295）少阴病，恶寒，身踡（阴盛阳衰）而利（火衰无以温土），手足逆冷者（真阳衰败，有阴无阳），不治。

提要：纯阴无阳的危候。

（296）少阴病，吐利（阴盛阳衰）躁烦（虚阳浮越，上扰心神），四逆者（阴寒极盛，阳气濒绝），死。

提要：少阴病，阳不胜阴的危候。

（297）少阴病，下利止（阴竭于下，无物可下）而头眩，时时自冒者（阳无所附而外越于上，扰乱清空），死。

提要：少阴病，阴竭于下，阳脱于上的危候。

（298）少阴病，四逆，恶寒而身踡（阴盛阳衰），脉不至（阳气衰微，无力推动血行），不烦而躁者（残阳外扰，神气浮越，虚阳无力战而不烦，复不能安则躁动，为即将亡散之危候），死。

提要：少阴阴盛阳绝神亡的危候。

（299）少阴病，六七日，息高者（呼吸表浅，呼多吸少，为肾气绝于下，肺气脱于上的危候），死。

提要：肾气绝于下的危候。

（300）少阴病，脉微细沉，但欲卧（阴盛阳虚，神衰不振），汗出（阳虚不固）不烦（阳衰至极，无力与阴相争），自欲吐（阴寒气逆），至五六日自利（迁延日久，阳衰阴盛加重而下利），复烦躁，不得卧寐者（阳极虚不能入阴而外脱，残阳垂死挣扎，心神被扰，而致烦躁难寐，提示即将阴阳离决），死。

提要：阴阳离决的危候。

（301）少阴病，始得之，反发热（太阳表证发热，应兼有无汗、恶寒等），脉沉者（少阴里虚，同时应有其他里虚寒症状，但不重，重应先温其里），麻黄细辛附子汤主之。

提要：少阴病兼表证的证治。

治法：温经发表。

麻黄细辛附子汤方

麻黄二两（去节） 细辛二两 附子一枚（炮，去皮，破八片）

上三味，以水一斗，先煮麻黄，减二升，去上沫，内诸药，煮取三升，去滓，温服一升，日三服。

（302）少阴病，得之二三日（时日略久，邪轻正虚），麻黄附子甘草汤微发汗（表里之寒邪均较轻缓，但正气略虚，故去既能解表又能温里的细辛，加甘草甘缓补中）。以二三日无证（指无厥冷，下利，脉微等典型的里虚寒证），故微发汗也。

提要：少阴病兼表寒轻证的证治。

治法：温经微汗解表。

麻黄附子甘草汤方

麻黄二两（去节） 甘草二两（炙） 附子一枚（炮，去皮，破八片）

上三味，以水七升，先煮麻黄一两沸，去上沫，内诸药，煮取三升，去滓，温服一升，日三服。

（303）少阴病，得之二三日以上（素体阴虚，邪从热化），心中烦，不得卧（肾水亏虚，心火独亢，水火失济，心肾不交），黄连阿胶汤主之。

提要：少阴病，阴虚阳亢的证治。

治法：滋阴清火，交通心肾。

黄连阿胶汤方

黄连四两 黄芩二两 芍药二两 鸡子黄二枚 阿胶三两（一云三挺）

上五味，以水六升，先煮三物，取二升，去滓，内胶烊尽，小冷，内鸡子黄，搅令相得，温服七合，日三服。

（304）少阴病，得之一二日，口中和（口中不苦、不燥、不渴，提示里无热邪），其背恶寒者（少阴阳虚，寒湿不化，督脉循行背部统诸阳，督脉失温煦），当灸之（增加温散之力），附子汤主之。

提要：阳虚寒湿的审证要点与治疗方法。

治法：温经驱寒除湿。

附子汤方

附子二枚（炮，去皮，破八片） 茯苓三两 人参二两 白术四两 芍药三两

上五味，以水八升，煮取三升，去滓，温服一升，日三服。

（305）少阴病，身体痛（少阴阳虚，寒湿浸淫肌肤，气血瘀滞），手足寒（阳虚寒盛），骨节痛（寒湿留滞骨节），脉沉者（寒湿在里，与寒邪外束于表之身疼痛、骨节痛之脉浮相鉴别），附子汤主之（方见304条）。

提要：阳虚寒湿身痛的证治。

（306）少阴病，下利（脾肾阳虚，统摄无权）便脓血者（脾肾阳衰，气不摄血，滑脱不固），桃花汤主之。

提要：虚寒下利便脓血，滑脱不禁的证治。

治法：温涩固脱。

桃花汤方

赤石脂一斤（一半全用，一半筛末） 干姜一两 粳米一升

上三味，以水七升，煮米令熟，去滓，温服

七合，内赤石脂末方寸匕，日三服。若一服愈，余勿服。

（307）少阴病，二三日至四五日（病程稍长，肾阳更衰），腹痛（阳虚寒凝），小便不利（下利过多，水液丧失），下利不止（脾肾阳虚，统摄无权，滑脱不禁），便脓血者（阳虚气陷，不能摄血），桃花汤主之（方见306条）。

提要：补述虚寒下利便脓血的证治。

（308）少阴病，下利便脓血者（阴虚体质，邪从热化，热迫大肠则下利，热灼阴络则便脓血），可刺（刺泻实热）。

注：一般来说，灸法温其虚寒，刺法泻其实热。但治疗下利针刺应有泄邪和固摄的双重作用，故亦可用于虚寒下利便脓血证。

提要：少阴下利便脓血，可采用针刺法。

（309）少阴病，吐利（寒邪犯胃，中焦升降逆乱，以吐为主），手足逆冷（阴盛，寒阻阳郁），烦躁欲死者（呕利频作，加之虚阳与阴寒交争剧烈，表明阳气尚未大虚，还能与阴寒剧烈交争，这也是不投四逆而用吴茱萸汤的关键所在），吴茱萸汤主之。

注：阳虚烦躁机理包括浮阳上扰心神（阳虚较重），虚阳与阴寒相争剧烈（阳虚较轻）。

提要：阳虚阴盛，正邪剧争的证治。

治法：温胃散寒，降浊暖肾。

吴茱萸汤方

吴茱萸一升　人参二两　生姜六两（切）　大枣十二枚（擘）

上四味，以水七升，煮取二升，去滓，温服七合，日三服。

注：本条吴茱萸汤方中人参为二两；243条、378条吴茱萸汤方中人参为三两。

（310）少阴病，下利（阴虚内热，邪热下迫大肠而利，下利又加重阴伤而虚火更甚），咽痛（虚火循经上炎），胸满（虚热扰胸），心烦（虚火扰心），猪肤汤主之。

注：亦有认为下利为脾肾阳虚所致，下利伤津而生虚热的观点。

提要：少阴阴虚，虚火上扰咽痛的证治。

治法：滋阴润肺，清热利咽。

猪肤汤方

猪肤一斤

上一味，以水一斗，煮取五升，去滓，加白蜜一升，白粉五合，熬香，和令相得，温分六服。

（311）少阴病二三日，咽痛者（外来热邪侵袭少阴，上扰咽喉），可与甘草汤（清热解毒，利咽缓痛，注意用生甘草）；不差（肺气不宣，客热不解），与桔梗汤（加桔梗开肺利咽）。

提要：少阴客热咽痛的证治。

治法：清热利咽。

①甘草汤方

甘草二两

上一味，以水三升，煮取一升半，去滓，温服七合，日二服。

② 桔梗汤方

桔梗一两　甘草二两

上二味，以水三升，煮取一升，去滓，温分再服。

（312）少阴病，咽中伤，生疮，不能语言，声不出者（痰热闭阻咽喉，熏蒸腐化所致），苦酒汤主之。

提要：痰热闭阻，咽伤破溃的证治。

治法：清热涤痰，敛疮消肿。

苦酒汤方

半夏十四枚（洗，破如枣核）　鸡子一枚（去黄，内上苦酒，着鸡子壳中）

上二味，内半夏著苦酒（食用醋）中，以鸡子壳置刀环（刀柄一端的圆环）中，安火上，令三沸，去滓，少少含咽之。不差，更作三剂。

（313）少阴病，咽中痛（风寒客于少阴，兼痰湿阻络，以咽痛，但不红肿，舌苔白而滑润，伴恶寒、气逆、痰涎等为特点），半夏散及汤主之。

提要：少阴客寒咽痛的证治。

治法：散寒通阳，涤痰开结。

半夏散及汤方

半夏（洗） 桂枝（去皮） 甘草（炙）

上三味，等分，各别捣筛已，合治之，白饮和服方寸匕，日三服。若不能散服者，以水一升，煎七沸，内散两方寸匕，更煮三沸，下火令小冷，少少咽之。半夏有毒，不当散服。

（314）少阴病，下利（脾肾阳衰，虚阳被阴寒所格，下焦不得温煦，水谷不化，应还兼有戴阳证表现），白通汤主之。

提要：阴盛戴阳证的证治。

治法：破阴回阳，宣通上下。

白通汤方

葱白四茎 干姜一两 附子一枚（生，去皮，破八片）

上三味，以水三升，煮取一升，去滓，分温再服。

（315）少阴病，下利脉微者（阴盛阳虚之戴阳证），与白通汤。利不止，厥逆无脉（服白通汤后，方药对证，而反见病情加重，是热药被阴寒所格，未能遏制病势发展，反使阴盛阳虚、格阳于上的态势更趋严重），干呕烦者（服药后阴阳格拒加重，虚阳上浮，扰心则烦，逆胃则呕），白通加猪胆汁汤主之（破阴回阳，宣通上下，兼咸苦反佐）。服汤脉暴出者死（虚阳将绝，得辛热之散，发越而亡脱，预后不良），微续者生（药后脉逐渐恢复，为阳气渐复、生机有续之征，预后良好）。

提要：阴盛戴阳证，服热药发生格拒的证治及预后。

治法：破阴回阳，宣通上下，咸苦反佐，兼以益阴。

白通加猪胆汁汤方

葱白四茎　干姜一两　附子一枚（生，去皮，破八片）　人尿五合　猪胆汁一合

上五味，以水三升，煮取一升，去滓，内胆汁、人尿，和令相得。分温再服。若无胆，亦可用。

注：人尿、猪胆汁药性寒凉，引阳药入阴，意在反佐。

（316）少阴病，二三日不已，至四五日（邪气渐深，肾阳日衰，水气不化），腹痛（水寒凝滞脾络），

小便不利（阳虚气化失职），四肢沉重疼痛（水气浸淫四肢），自下利者（水气浸渍肠胃），此为有水气（水寒之邪为患）。其人或咳（水气射肺，肺寒气逆），或小便利（阳虚失固），或下利（肾虚不固，水寒浸肠），或呕者（水气犯胃），真武汤主之。

提要：少阴阳虚水泛的证治。

治法：温肾阳，利水气。

真武汤方

茯苓三两　芍药三两　白术二两　生姜三两（切）　附子一枚（炮，去皮，破八片）

上五味，以水八升，煮取三升，去滓，温服七合，日三服。若咳者，加五味子半升，细辛一两，干姜一两；若小便利者，去茯苓；若下利者，去芍药，加干姜二两；若呕者，去附子加生姜，足前为半斤。

（317）少阴病，下利清谷（脾肾阳衰，水谷不化），里寒外热（阴盛格阳，真寒假热），手足厥逆（心肾阳衰，四末失温），脉微欲绝（阳气大衰，鼓动无力），身反不恶寒，其人面色赤（阴寒内盛，格阳于外），或腹痛（寒凝脾络），或干呕（胃寒气逆），或咽痛（虚阳上浮扰咽），或利止（阳虚阴竭，无物可下）脉不出者（气血极虚，脉道不充），通脉四逆汤主之。

提要：少阴病阴盛格阳的证治。

治法：破阴回阳，通达内外。

通脉四逆汤方

甘草二两（炙）　附子大者一枚（生用，去皮，破八片）　干姜三两（强人可四两）

上三味，以水三升，煮取一升二合，去滓，分温再服，其脉即出者愈。面色赤者，加葱九茎；腹中痛者，去葱，加芍药二两；呕者，加生姜二两；咽痛者，去芍药，加桔梗一两；利止脉不出者，去桔梗，加人参二两。病皆与方相应者，乃服之。

（318）少阴病，四逆（肝胃气滞，阳气郁遏，不能通达四肢，程度轻），其人或咳（肺寒气逆），或悸（心阳不足，水气凌心），或小便不利（膀胱气化失职），或腹中痛（肝木克土，寒凝气滞），或泄利下重者（木邪乘土，中寒气滞），四逆散主之。

注：本条的或然证也都由阳郁、气机失常所致。

提要：肝胃气滞，阳郁致厥的证治。

治法：疏肝和胃，透达郁阳。

四逆散方

甘草（炙）　枳实（破，水渍，炙干）　柴胡　芍药

上四味，各十分，捣筛，白饮和服方寸匕，日三服。咳者，加五味子、干姜各五分，并主下利；悸者，加桂枝五分；小便不利者，加茯苓五分；腹中痛

者，加附子一枚，炮令坼；泄利下重者，先以水五升，煮薤白三升，煮取三升，去滓，以散三方寸匕，内汤中，煮取一升半，分温再服。

（319）少阴病，下利六七日（水热互结，水气不化，偏渗大肠），咳（水气犯肺）而呕（水气犯胃）渴（水气内停，津不上承），心烦不得眠者（阴虚内热，扰乱神明），猪苓汤主之（方见223条）。

提要：阴虚有热，水气不利的证治。

（320）少阴病，得之二三日，口燥咽干者（少阴热化，燥实伤津，真阴将竭），急下之（急下燥结，以救真阴，可伴见阳明肠腑燥实证），宜大承气汤（方见208条）。

提要：少阴热化，燥实伤津，真阴将竭，治当急下存阴。

（321）少阴病，自利清水，色纯青（燥实内结，迫液旁流），心下必痛（燥屎内阻，胃气壅塞不通），口干燥者（燥热灼伤真阴），可下之（急下存阴），宜大承气汤（方见208条）。

提要：少阴热化，热结旁流，火炽津枯，治当急下存阴。

（322）少阴病，六七日，腹胀不大便者（阴液枯竭，燥屎内结，肠腑阻滞），急下之（急下存阴），宜大承气汤（方见 208 条）。

提要：少阴热化，肠腑阻滞，土燥水竭，治当急下存阴。

（323）少阴病，脉沉者（脉象当是沉而微细，反映阳气大虚），急温之，宜四逆汤（方见 29 条）。

注：本条仅见“脉沉”即急温之，寓有见微知著，既病防变的治未病思想。

提要：少阴病脉沉，治宜急温。

（324）少阴病，饮食入口则吐，心中温温欲吐，复不能吐（痰食之邪阻滞胸膈，气逆则欲吐，气阻则复不能吐）。始得之，手足寒（实邪内阻，阳气被郁不能温达四末），脉弦迟者（邪结阳郁，脉弦迟有力），此胸中实，不可下也（实邪在上，不可攻下），当吐之（因势利导，“其高者，因而越之”）。若膈上有寒饮，干呕者（寒饮留膈，胃寒气逆），不可吐也，当温之（寒饮在上，实源于脾肾阳虚而不能温化，治病求本，故需温之而不可用吐法），宜四逆汤（方见 29 条）。

提要：少阴病膈上有寒饮与胸中实邪的辨证。

注：痰食阻滞为实，寒饮留膈为虚，实则宜吐，虚则宜温。膈上有痰实，吐必通阳；膈上有寒饮，吐必伤阳。少阴阴寒上逆，胃中无物亦可见“欲吐不吐”

（如282条）。

（325）少阴病，下利（阳虚气陷），脉微（阳气虚）涩（阴血少），呕（阴寒气逆）而汗出（阳虚不固），必数更衣，反少者（大便频次多而量少，是因阳虚不固，阴血亏损，无物可下之故），当温其上，灸之（一般灸百会，温阳固脱，阳回利止则阴血可保，阳气充盛阴血才能化生）。

提要：少阴阳虚血少下利的特征与治法。

辨厥阴病脉证并治

（326）厥阴之为病，消渴（木郁化火，热灼津伤），气上撞心（肝气横逆），心中疼热，饥（肝火犯胃，嘈杂似饥）而不欲食（木郁土虚，运化无力），食则吐蛔（如素有蛔虫寄生，则因其喜温避寒，复闻食臭而上窜，出现食则吐蛔之症）。下之利不止（若误用寒凉攻下，则更伤脾阳，必致下利更甚）。

提要：厥阴病上热下寒证的提纲。

（327）厥阴中风（邪入厥阴），脉微（轻缓柔和之意，非微弱无力）浮（轻按即得，非暴浮无根）为欲愈（"阴证见阳脉者生"，微浮脉象为阳气复来佳兆，预后良好），不浮为未愈（脉不浮而沉为阳气未复，阴寒未去，故预后不良）。

提要：从脉象浮沉推断厥阴病预后。

（328）厥阴病，欲解时（有利于病邪解除的时机），从丑至卯上（13~19 时为厥阴气旺之时）。

提要：预测厥阴病欲解的有利时辰。

（329）厥阴病，渴欲饮水者（邪退阳复，津液一时不能上承，口渴一般不甚），少少与之愈（滋助津液，阴阳自和而愈）。

注：厥阴渴欲饮水有三种情况，①上热下寒证（326条），②阳复太过证（373条），③阳复初期，津不上承（329条）。

提要：厥阴病阳复口渴的调护。

（330）诸四逆厥者（指虚寒一类厥逆之证），不可下之（虚寒厥证，反用下法，重伤阳气，使阴寒更甚，故不可下之，但并非所有厥证均不可下，如335条“厥应下之”，为热实厥证的治法），虚家亦然（一切虚衰致厥者，均不可用攻下之法，非独虚寒证，继而推演为一切虚证均不可攻伐，非独厥证）。

提要：虚寒诸厥，禁用下法。

（331）伤寒先厥（阴盛），后发热（阳复）而利者，必自止（阳复阴退，利必自止），见厥复利（若厥逆再现，阴寒复盛，则下利复作）。

提要：从病人厥热变化推测阳气消长及病情转归。

（332）伤寒始发热六日，厥反九日而利（厥利多而发热少为病进）。凡厥利者，当不能食（阴盛阳虚，纳运失司），今反能食（两种可能：一为胃气来复，二为胃气败绝）者，恐为除中（胃气垂绝，引食自救的反常现象）。食以索饼（面条），不发热者（没有大热，但有阳气来复之小热），知胃气尚在，必愈，恐暴热来出而复去也（如骤然发热，瞬间自逝，是胃气垂绝之除中危证）。后日脉之，其热续在者（如食素饼之后，发热微而平稳，持续三日之久），期之旦日夜半愈（夜半少阳之气起，人得天助，有获愈之机，可预期次日夜半自行缓解）。所以然者，本发热六日，厥反九日，复发热三日，并前六日，亦为九日，与厥相应（厥热长短相等，阴阳相对平衡），故期之旦日（次日）夜半愈。后三日脉之，而脉数，其热不罢者（阳复太过），此为热气有余，必发痈脓也（病从热化，邪热腐灼阴血，发生痈脓变证）。

提要：疑似除中证的辨别方法及通过厥热长短推测疾病不同转归。

（333）伤寒脉迟（阴寒内盛之证）六七日，而反与黄芩汤彻其热（可能为虚寒下利，误认为热利而用黄芩汤泻其热）。脉迟为寒，今与黄芩汤，复除其热（以寒治寒，重伤阳气），腹中应冷（阳气更伤，阴寒更甚），当不能食（胃虚寒盛，运化失职），今反能食，此名除中（胃气垂绝，引食自救，为回光返照之征），必死（预后不良）。

提要：寒证误用寒药，致除中证。

（334）伤寒先厥（阴盛）后发热（阳复），下利必自止（阴退阳复，病情向愈），而反汗出，咽中痛者，其喉为痹（阳复太过，邪热外蒸则汗出，上灼则咽痛喉痹）。发热无汗，而利必自止（热势向内不得宣泄则无汗，下焦得温则利止），若不止（阳复太过，转为热利），必便脓血（邪热灼伤大肠脉络）。便脓血者（热有出路），其喉不痹（邪热趋下而不上犯）。

提要：虚寒厥证阳复病愈，及阳复太过的两种变证。

（335）伤寒一二日至四五日（病从热化，形成热厥证），厥者，必发热（邪热深伏，阳气内郁，不得申发，致阴阳气不相顺接，四肢虽冷，但身必发热）。前热者，后必厥（阳郁热伏是肢厥之因，故发热在肢厥之前），厥深者，热亦深，厥微者，热亦微（厥冷的轻重与里热郁伏的深浅相应）。厥应下之（热厥由邪热郁伏而致，治法为清下里热，无形邪热用白虎汤，有形热结用承气汤），而反发汗者，必口伤烂赤（误将厥冷当作表寒而用辛温发汗，则伤津助热，火势上炎，以致口舌红肿溃烂）。

提要：热厥的辨证要领、治疗原则及误治后变证。

（336）伤寒病，厥五日，热亦五日，设六日当复厥，不厥者（厥热相等，阴阳趋于平衡）自愈。厥终不过五日，以热五日，故知自愈。

提要：厥热相等为阴阳平衡，疾病向愈之候。

（337）凡厥者，阴阳气不相顺接，便为厥（阴阳之气不能互相贯通是各种厥证的总病机）。厥者，手足逆冷者是也（厥的症状特征）。

提要：厥证的病机与特征。

（338）伤寒，脉微而厥（阴盛阳衰），至七八日肤冷（阴盛阳衰加重），其人躁，无暂安时者（阴盛阳衰极重，浮阳扰动心神），此为脏厥（真阳欲绝，脏气衰败而致厥），非蛔厥也。蛔厥者（蛔虫扰动，气机逆乱而致厥），其人当吐蛔（有吐蛔史）。令病者静（蛔虫不动时相对病安），而复时烦者，此为脏寒（肠胃有寒，蛔虫避寒趋热而上窜，故烦痛）。蛔上入其膈（蛔虫窜入胃及胆道），故烦，须臾复止（蛔虫相对安静时，暂无烦、痛等症）。得食而呕，又烦者，蛔闻食臭出（饮食之味诱发蛔虫扰动，提示发作与进食有关），其人常自吐蛔（吐蛔史是诊断蛔厥的重要依据）。蛔厥者，乌梅丸主之。又主久利（乌梅丸亦可治疗寒热错杂之久利）。

提要：脏厥与蛔厥的辨证、蛔厥的治疗及乌梅丸的功用。

治法：清上温下，安蛔止痛。

乌梅丸方

乌梅三百枚　细辛六两　干姜十两　黄连十六两　当归四两　附子六两（炮，去皮）　蜀椒四两（出汗）　桂枝六两（去皮）　人参六两　黄柏六两

上十味，异捣筛，合治之，以苦酒渍乌梅一宿，去核，蒸之五斗米下，饭熟捣成泥，和药令相得，内臼中，与蜜杵二千下，丸如梧桐子大。先食饮服十丸，日三服，稍加至二十丸。禁生冷、滑物、臭食等。

（339）伤寒热少微厥，指头寒（热厥轻证），嘿嘿不欲食（郁热犯胃），烦躁（郁热扰心），数日小便利，色白者（小便由黄转白，提示热减），此热除也，欲得食（胃气和顺），其病为愈。若厥（指由寒变为厥，为热郁加重之征）而呕（由不欲食变为呕，为肝火犯胃加重），胸胁烦满者（郁热不得透达），其后必便血（郁热不减深入血分，伤及阴络）。

提要：热厥轻证的两种转归。

（340）病者手足厥冷（寒邪内结，阳不通达），言我不结胸（患者自觉无胸中结痛感，可知中上二焦无病），小腹满，按之痛者（下焦寒凝气滞），此冷（病因）结（病机）在膀胱关元也（病位）。

提要：冷结下焦肢厥辨证。

（341）伤寒发热四日，厥反三日，复热四日，厥少热多者（阳复阴退），其病当愈。四日至七日，热不除者（热持续不退，为阳复太过），必便脓血（阳盛化热，损伤阴络）。

提要：从热、厥时间的长短推断厥证的病势及转归。

（342）伤寒厥四日，热反三日，复厥五日，其病为进。寒多热少，阳气退（阳复不及，正不胜邪），故为进也（病情加剧）。

提要：辨厥多于热，其病为进的病势推断。

（343）伤寒六七日，脉微，手足厥冷（阳虚阴盛），烦躁（虚阳浮越，扰乱心神），灸厥阴（提示灸法可迅速散阴回阳）。厥不还者（阳气衰竭，复之无望），死。

提要：阳衰阴盛灸治无效的危候。

（344）伤寒发热（阴盛格阳之热），下利厥逆（阴盛阳衰），躁不得卧者（阴寒至盛，阳亡神散），死。

提要：论阴盛阳亡神散的危候。

（345）伤寒发热（阴盛格阳之热），下利至甚（阴液将竭），厥不止者（阳气将灭），死。

提要：论阴竭阳绝的危候。

（346）伤寒六七日，不利（正邪相争，胜负未决），便（忽见）发热（阴盛格阳之热）而利（寒盛阳微），其人汗出不止者（阳衰不固而汗出，汗出不止则进一步亡阳），死。有阴无阳故也（阳气尽散，阴阳离决）。

提要：有阴无阳者的危候。

（347）伤寒五六日，不结胸，腹濡（无胸腹实证，意在排除实邪郁遏阳气致厥），脉虚，复厥者（阴血亏虚，不能荣养四肢致厥），不可下（或有血虚肠燥便硬症状，但不可误判为里实证而下之）。此亡血（血虚），下之死（如误下则营血更伤，预后不良）。

提要：血虚致厥的辨证及其治禁。

（348）发热（虚阳外浮）而厥（阴寒内盛），七日下利者（阴寒更盛），为难治。

提要：虚阳外浮、阴寒内盛者，难治。

（349）伤寒脉促（阳衰阴盛，心气无主所致，必促而无力，脉律不齐），手足厥逆（阴寒内盛），可灸之（温灸助阳）。

注：太阳病论脉促包括第21条、第34条、第140条，皆因表证误下，邪欲内陷，而正气抗拒，阳郁不宣所致。本条脉促，见于手足厥逆而可灸之证中，必是阴盛阳衰，心气无力鼓动而致。

提要：阴盛阳衰厥逆，可用灸法。

（350）伤寒脉滑（热郁于内，但未成实）而厥者（邪热深伏，阳郁不达四末），里有热（热郁在里），白虎汤主之（方见176条）。

提要：无形热郁致厥的证治。

（351）手足厥寒（血虚寒凝，经脉失温），脉细欲绝者（血虚寒凝，脉道不充），当归四逆汤主之。

提要：血虚寒凝致厥的证治。

治法：养血通脉，温经散寒。

当归四逆汤方

当归三两　桂枝三两（去皮）　芍药三两　细辛三两　甘草二两（炙）　通草二两　大枣二十五枚（擘，一法，十二枚）

上七味，以水八升，煮取三升，去滓，温服一升，日三服。

（352）若其人内有久寒者（寒邪久伏脏腑，或在胞宫，或在胃肠，或在下焦），宜当归四逆加吴茱萸生姜汤。

提要：血虚寒厥兼里寒的证治。

治法：养血通脉，温散里寒。

当归四逆加吴茱萸生姜汤方

当归三两　芍药三两　甘草二两（炙）　通草二两　桂

枝三两（去皮） 细辛三两 生姜半斤（切） 吴茱萸二升 大枣二十五枚（擘）

上九味，以水六升、清酒六升和，煮取五升，去滓，温分五服。一方，水酒各四升。

（353）大汗出（阳虚不固），热不去（阴盛格阳，虚阳外浮，汗出后，热仍不去，反致亡阳），内拘急，四肢疼（阴盛阳虚，寒凝经脉，表里失于温养），又下利厥逆而恶寒者（阳虚寒盛），四逆汤主之（方见29条）。

注：有的注家认为“本条既有恶寒发热，又有下利肢厥，乃表里同病，而以里证为急，治当温里为先，如92条；如果是虚阳外浮，则当用通脉四逆汤才是”。尽管对病机的解释不同，但急温其里的治法一致。在指导千变万化的临床实践中，此种理解亦有一定的参考意义。

提要：阳虚阴盛寒厥的证治。

（354）大汗（本因阳虚不固，大汗又亡阳于外），若大下利（本因阳虚不运，大下利又阳随液脱，亡阳于内）而厥冷者（阴盛阳衰），四逆汤主之（方见29条）。

提要：误治伤阳，阳衰阴盛致厥的治法。

（355）病人手足厥冷（痰涎壅塞胸中，气机不畅，阳气不能通达四末），脉乍紧者（痰凝络阻，气血流行不畅），邪结（痰食结滞）在胸中，心下满而烦（胸阳被遏），饥不能食者（实邪壅塞，胃气不和），病在胸中，当须吐之（其高者，因而越之，因势利导），宜瓜蒂散（方见166条）。

提要：胸中痰食致厥的证治。

（356）伤寒厥（水停心下，阳气被遏，不能通达四末）而心下悸（水气凌心），宜先治水（治病求本），当服茯苓甘草汤（方见73条），却（再）治其厥。不尔（不这样），水渍入胃（水饮浸渍肠胃），必作利也。

提要：胃虚水停致厥的证治。

（357）伤寒六七日，大下后（误下伤正，伤阴则生热；伤阳则生寒，邪陷阳郁，形成肺热脾寒证），寸脉沉而迟（阳郁上焦，脉气不利），手足厥逆（阳郁，不能温通四末），下部脉不至（阳郁上焦，阳气不得下达），喉咽不利，唾脓血（下后伤阴，肺热炽盛，痹阻咽喉，灼伤络脉），泄利不止者（下后伤阳，脾虚气泄，运化无权），为难治（虚实寒热夹杂），麻黄升麻汤主之。

提要：肺热脾寒，正虚阳郁的证治。

治法：发越郁阳，清肺运脾。

麻黄升麻汤方

麻黄二两半（去节） 升麻一两一分 当归一两一分 知母十八铢 黄芩十八铢 萎蕤十八铢（一作菖蒲） 芍药六铢 天门冬六铢（去心） 桂枝六铢（去皮） 茯苓六铢 甘草六铢（炙） 石膏六铢（碎，绵裹） 白术六铢 干姜六铢

上十四味，以水一斗，先煮麻黄一两沸，去上沫，内诸药，煮取三升，去滓，分温三服，相去如炊三斗米顷，令尽，汗出愈。

（358）伤寒四五日，腹中痛（外邪传里，肠胃气滞），若转气下趋少腹者（肠胃升降功能失调，病势向下，为欲利之兆），此欲自利也（一般认为是寒利，也有主张热利者，主要依兼证辨证诊断）。

提要：欲作自利的先兆。

（359）伤寒本自寒下（素有脾胃虚寒之下利），医复吐下之（反复吐下误治，邪热内陷于上，阳气重伤于下），寒格（形成上热下寒，寒热格拒之势）更逆吐下（上热胃气不降则吐，下寒脾气不升则利，因寒热上下格拒，中焦升降逆乱，吐利之势加重），若食入口即吐（寒邪阻格，胃热气逆），干姜黄芩黄连人参汤主之。

提要：胃热脾寒，寒热相格的证治。

治法：苦寒泄降，辛温通阳。

干姜黄芩黄连人参汤方

干姜　黄芩　黄连　人参各三两

上四味，以水六升，煮取二升，去滓，分温再服。

（360）下利（厥阴虚寒下利），有微热而渴（阳气复来），脉弱者（邪气衰退，正气将复，区别于阴寒盛时之脉沉紧和阳复太过之脉数有力），今自愈。

提要：厥阴寒利自愈的脉证。

（361）下利（厥阴虚寒下利），脉数，有微热汗出（阳气渐复），今自愈。设复紧，为未解（紧脉主寒，表明寒邪复聚，正气尚虚，虽见微热汗出等阳复之症，然寒邪复盛，利仍不止，故难自愈）。

提要：厥阴寒利将愈及未解之脉证。

（362）下利，手足厥冷，无脉者（阴盛阳衰至极），灸之不温，若脉不还（阳衰至极，救治无效），反微喘者，死（真阳竭绝于下，肾不纳气，气脱于上，肺不肃降，呼吸无根）。少阴负趺阳者，为顺也（寸脉不见当候足脉，若趺阳脉盛于太溪脉，说明肾气虽衰而胃气尚盛，有胃气则生，故尚有一线生机）。

提要：厥阴无脉危候灸后的两种情况。

（363）下利（虚寒下利），寸脉（候阳）反浮数（邪从热化，阳复太过），尺中（候阴）自涩者（热伤阴营，血行不畅），必清（便）脓血（阳复太过，热伤阴络，化腐为脓）。

提要：虚寒下利阳复太过而见便脓血的脉证。

（364）下利清谷（脾肾阳虚），不可攻表（阳虚寒盛，即使兼有表证，也应急当救里，不可先治其表），汗出必胀满（误汗伤阳，虚而不运，气机壅滞）。

提要：虚寒下利兼表证误用汗法导致的变证。

（365）下利（热利），脉沉弦者（沉主里，弦主肝，当属厥阴肝热），下重也（肝热下迫大肠，气机不利）；脉大者，为未止（邪气盛，大则病进）；脉微弱数者（邪衰正复，里热渐轻），为欲自止，虽发热，不死（热势趋轻，病邪渐退，预后较好）。

提要：脉证参合，判断阳复太过下利的转归和预后。

（366）下利，脉沉而迟（阴盛阳虚），其人面少赤，身有微热（阴寒内盛，虚阳上浮之戴阳证），下利清谷者（脾肾阳虚，腐熟无权），必郁冒汗出而解（虚阳尚能与阴寒相争，乃见郁冒，若能正胜邪却，则汗出而解），病人必微厥（阳虚不甚）。所以然者，其面戴阳，下虚故也（下焦虚寒，阳浮于上）。

提要：戴阳轻证病愈的机转。

（367）下利（虚寒下利），脉数而渴者（阳复适中），今自愈（阳复阴退，下利当愈）。设不差，必清脓血（热伤血络，蒸腐为脓），以有热故也（阳复太过）。

提要：虚寒下利阳复转愈和阳复太过的转归。

（368）下利后脉绝（骤然下利，阳亡津伤，脉气一时脱绝，伏而不见），手足厥冷（阴盛阳衰），晬时（一昼夜）脉还，手足温者，生（阳气来复，生机可现）；脉不还者，死（阳气已绝，生机无望）。

提要：下利后突见脉绝肢冷的生死两种转归。

（369）伤寒下利，日十余行（虚寒下利，日久必虚，脉当微弱），脉反实者，死（正衰邪盛，胃气败绝，攻补两难）。

提要：下利虚证反见脉实者预后不良。

（370）下利清谷（阴盛阳衰），里寒外热（阴寒内盛，虚阳浮越于外之阴盛格阳证），汗出（阳虚不固而汗出，汗出又进一步亡阳）而厥者（阳气大虚，四末失温），通脉四逆汤主之（方见317条）。

提要：阴盛格阳下利的证治。

（371）热利（厥阴热性痢疾，由肝热下迫大肠所致）下重者（湿热下注，气滞壅塞，肛门重坠，欲便不便，便而不尽之感，即“里急后重”），白头翁汤主之。

提要：厥阴热利的证治。

治法：清热燥湿，凉肝解毒止痢。

白头翁汤方

白头翁二两　黄柏三两　黄连三两　秦皮三两

上四味，以水七升，煮取二升，去滓，温服一升，不愈，更服一升。

（372）下利（虚寒下利）腹胀满（阳虚气滞），身体疼痛者（风寒表证），先温其里，乃攻其表（表证兼里虚寒者，应先温里，里阳恢复，有助于表解；若先解表，会损伤里阳，并致表邪乘虚内陷）。温里宜四逆汤（方见29条），攻表宜桂枝汤（方见12条）。

提要：里虚寒证兼表证的治则和主方。

（373）下利（热利）欲饮水者（邪热伤津），以有热故也，白头翁汤主之（方见371条）。

注：282条“自利而渴者，属少阴”为肾阳虚不能蒸化津液而口渴；本条为厥阴热盛，灼伤津液而口渴。

提要：补论厥阴热利辨证的依据。

（374）下利（热结旁流）谵语者（阳明燥热，上扰心神），有燥屎也（燥屎内结为病），宜小承气汤（方见208条）。

提要：实热下利，热结旁流的证治。

（375）下利后更烦（热性下利后，余热未尽，郁扰胸膈），按之心下濡者（非有形实邪所致），为虚（指非有形实邪所致，而并非正虚）烦也（无形邪热致烦），宜栀子豉汤（方见76条）。

提要：下利后，余热未尽，热扰胸膈的证治。

（376）呕家有痈脓者（内部痈脓引起的呕吐，是机体驱除痈脓的反应），不可治呕（恐闭门留寇），脓尽自愈（顺其病势，助其排脓，脓尽则呕吐自止，提示治病必须因势利导）。

提要：论痈脓致呕的治疗原则和禁忌。

（377）呕而脉弱（正虚气逆），小便复利（阳虚失固），身有微热（虚阳外浮），见厥者（阴盛阳虚），难治（呈真寒假热、阴阳格拒之势，故难治），四逆汤主之（指四逆类，严重者可用通脉四逆汤破阴回阳。方见29条）。

提要：阳虚阴盛呕吐的证治。

（378）干呕（肝寒犯胃，胃气上逆），吐涎沫（胃阳不布，浊阴上泛），头痛者（寒邪循厥阴肝经上逆于头，以颠顶部为重），吴茱萸汤主之（方见243条）。

提要：论肝胃虚寒，浊阴上逆的证治。

（379）呕（胆火犯胃，胃失和降）而发热者（少阳郁热内蒸），小柴胡汤主之（方见96条）。

提要：厥阴病转出少阳的证治。

（380）伤寒大吐大下之（过剂伤正），极虚（脾胃受伤，正气受损严重），复极汗者（更伤阳气），其人外气怫郁（虚阳怫郁于表，使体表有类似表证郁热之感），复与之水（古时用饮暖水发汗的一种方法，医者误以为表邪不解而继用水法取汗，但汗出伤阳，水阴伤胃），以发其汗（更伤阳气），因得哕（中阳不运，胃寒气逆）。所以然者，胃中寒冷故也。

提要：论误治伤阳，胃寒致哕的机理。

（381）伤寒哕（胃气上逆）而腹满（实邪内聚，气机壅滞），视其前后，知何部不利（辨其原因是水聚而小便不利，还是燥屎内结而大便不通），利之（通利二便，畅通气机）即愈。

提要：实邪致哕的治疗原则。

辨霍乱病脉证并治

（382）问曰：病有霍乱者何？答曰：呕吐而利（猝然发病，以上吐下泻为特征，病情急剧，有挥霍撩乱之势），此名霍乱（由内外合邪，肠胃功能紊乱，升清降浊失调所致，为急性胃肠病变之吐泻证，与西医学霍乱病不同）。

提要：霍乱的主要证候。

（383）问曰：病发热，头痛，身疼，恶寒（表证），吐利者（里证，胃肠失调），此属何病？答曰：此名霍乱。霍乱自吐下（未经误治及伤寒传经，吐利病自内发），又利止（里已和），复更发热也（表证仍在，不因利止里和而解，表证和里证相对独立，无因果关系，这是霍乱兼表证的特点）。

提要：辨霍乱之表里证，及与伤寒的鉴别。

（384）伤寒（具有发热恶寒、头身疼痛等表症），其脉微（阳虚）涩（阴亏）者，本是霍乱（霍乱之后，阴阳两亏，兼有表证），今是伤寒（如果是伤寒），却四五日至阴经上（由表传入阴经），转入阴必利（邪气内传，波及阴经时，才会出现吐利），本呕下利者，不可治也（原属霍乱吐下，不要按伤寒乱治）。欲似大便，而反失气，仍不利者，此属阳明也（为胃气来复之兆），便必硬，十三日愈（因其非传经之邪，虽大便硬，但非燥热内结所致，故待津液得复之时，约两周病可自愈）。所以然者，经尽故也（邪衰正复，病程将尽）。下利后，当便硬，硬则能食者愈（利止胃气渐和，便虽硬，无内结，提示胃阳恢复，故能食而愈）。今反不能食（霍乱病后，若胃气恢复较慢，暂无食欲），到后经中（经过数日），颇（稍）能食（胃气渐和），复过一经能食（又经过数日，胃气已和，能食），过之一日当愈（随后当愈）。不愈者，不属阳明也（如能食而病仍不愈，则不属于胃气不和之阳明病，当另有所考）。

提要：辨霍乱与伤寒的病理变化和转归。

（385）恶寒，脉微（阳衰阴盛）而复利（津液耗损，气随液泄），利止（阴液内竭，无物可下）亡血也（津血同源，津液损失过重故曰亡血也），四逆加人参汤主之。

提要：辨霍乱致阳虚液脱的证治。

治法：回阳救逆，益气生津。

四逆加人参汤方

甘草二两（炙） 附子一枚（生，去皮，破八片） 干姜一两半 人参一两

上四味，以水三升，煮取一升二合，去滓，分温再服。

（386）霍乱，头痛发热，身疼痛（霍乱兼表证），热多（表证较重）欲饮水者（表里不和，气化不行，津运失常，不能上承），五苓散主之（外疏内利，通阳化气）；寒多不用水者（脾胃阳虚，寒湿内盛，提示里寒较重），理中丸主之（温中健脾）。

提要：霍乱表里同病偏表偏里的辨治。

治法：外疏内利，或温中散寒。

① 五苓散（方见71条）

② 理中丸方

人参 干姜 甘草（炙） 白术各三两

上四味，捣筛，蜜和为丸，如鸡子黄许大。以沸汤数合，和一丸，研碎，温服之，日三四，夜二服。腹中未热，益至三四丸，然不及汤。

汤法：以四物依两数切，用水八升，煮取三升，去滓，温服一升，日三服。若脐上筑者，肾气动也，去术，加桂四两；吐多者，去术，加生姜三两；下多者，还用术；悸者，加茯苓二两；渴欲得水者，加

术，足前成四两半；腹中痛者，加人参，足前成四两半；寒者，加干姜，足前成四两半；腹满者，去术，加附子一枚。服汤后如食顷，饮热粥一升许，微自温，勿发揭衣被。

（387）吐利止（霍乱里证已和），而身痛不休者（表证未解，霍乱病多兼表证形成表里同病的病型），当消息（斟酌）和解其外，宜桂枝汤小和之（吐利后气阴大伤，表邪虽在也不宜峻汗。方见12条）。

提要：霍乱里和而表未解的证治。

（388）吐利（霍乱）汗出（吐利所致阳随液泄而失固，汗出又进一步亡阳失液），发热（虚阳浮越）恶寒（阳虚生外寒），四肢拘急（阳虚失温养，津亏失濡润），手足厥冷者（阳虚阴盛，四末失温），四逆汤主之（急救其阳，阳固则阴敛，阳生则阴长。方见29条）。

提要：辨霍乱吐利汗出亡阳的证治。

（389）既吐且利（霍乱），小便复利，而大汗出（吐利后一般伤阴，本不该小便利及汗出，但本证吐利伤阳为重，固摄无权，故汗出而小便复利），下利清谷（脾肾阳虚），内寒外热（阴盛格阳），脉微欲绝者（真阳衰微，无力鼓动血脉），四逆汤主之（方见29条）。

提要：霍乱吐利后亡阳，里寒外热的证治。

（390）吐已（无物可吐而吐止）下断（无物可下而利停），汗出（阳虚不固，反促进亡阳脱液）而厥（阳虚不温），四肢拘急不解（阳亡液竭，筋脉失于温养濡润），脉微欲绝者（阳虚无以鼓动，阴竭不能充盈，有阴阳离决之势），通脉四逆加猪胆汤主之。

提要：霍乱阳亡阴竭的证治。

治法：回阳救逆，益阴和阳。

通脉四逆加猪胆汤方

甘草二两（炙） 干姜三两（强人可四两） 附子大者一枚（生，去皮，破八片） 猪胆汁半合

上四味，以水三升，煮取一升二合，去滓，内猪胆汁，分温再服，其脉即来。无猪胆，以羊胆代之。

（391）吐利发汗（霍乱病后，大邪已去），脉平（阴阳协调，病将向愈），小烦者（脾胃尚弱，消化不力，食浊上扰致微烦不适），以新虚（病后脾胃功能未完全恢复），不胜谷气故也（消化功能尚弱）。

提要：论霍乱病后微烦的原因，并提示大病初愈必须注意饮食调护。

辨阴阳易差后劳复病脉证并治

（392）伤寒（伤寒热病初愈，正气尚虚，余邪未尽之际）阴阳易之为病（指因房事将邪毒传给对方的疾病，其中男传于女者为“阳易”，女传于男者为“阴易”），其人身体重，少气（精气大伤），少腹里急，或引阴中拘挛（阴精内伤，筋脉失养），热上冲胸，头重不欲举，眼中生花（房事由阴传入之毒热上冲），膝胫拘急者（阴精大伤，筋脉失养），烧裈散主之。

提要：论伤寒阴阳易的证治。

治法：导邪外出。

烧裈散方

妇人中裈（即内裤）近隐处，取烧作灰。

上一味，水服方寸匕，日三服，小便即利，阴头微肿，此为愈矣。妇人病，取男子裈烧服。

（393）大病（伤寒热病）差后劳复者（正气尚弱，妄劳而发，多为余热复聚于脘腹，热壅气滞所致，症见心烦、懊恼、心下痞塞等），枳实栀子豉汤主之。

提要：论大病新瘥劳复，余热复聚脘腹的证治。

治法：清热除烦，宽中行气。

枳实栀子豉汤方

枳实三枚（炙） 栀子十四个（擘） 豉一升（绵裹）

上三味，以清浆水七升，空煮取四升，内枳实、栀子，煮取二升，下豉，更煮五六沸，去滓，温分再服，覆令微似汗。若有宿食者，内大黄如博棋子五六枚，服之愈。

（394）伤寒差以后（正气尚弱，或余邪未尽，或复感外邪，或调摄不当，致使机体再次失调），更发热（少阳枢机不利引起的发热），小柴胡汤主之（方见96条）。脉浮者（表邪不解引起的发热），以汗解之；脉沉实者（里实引起的发热），以下解之。

提要：论伤寒瘥后更发热的证治。

（395）大病差后，从腰以下有水气者（湿热壅滞于下焦，膀胱气化不利，水饮停聚下焦，可见腰、腿、足、腹水肿和湿热脉证），牡蛎泽泻散主之。

提要：瘥后腰以下有水气的治法。

治法：逐水清热，软坚散结。

牡蛎泽泻散方

牡蛎（熬） 泽泻 蜀漆（暖水洗，去腥） 葶苈子（熬） 商陆根（熬） 海藻（洗，去咸） 栝楼根各等分上七味，异捣，下筛为散，更于臼中治之，白饮和服方寸匕，日三服。小便利，止后服。

（396）大病差后，喜唾（肺脾虚寒，津液不化，寒痰冷饮聚而上泛），久不了了（日久不愈），胸上有寒（寒痰冷饮聚于胸膈），当以丸药温之，宜理中丸（方见386条）。

提要：瘥后虚寒喜唾的证治。

（397）伤寒解后，虚羸少气（形体弱瘦，呼吸低微，由病后津气两伤导致），气逆欲吐（余热内扰，胃失和降），竹叶石膏汤主之。

提要：病后余热未清，气液两伤，胃虚气逆的证治。

治法：清热和胃，益气生津。

竹叶石膏汤方

竹叶二把　石膏一斤　半夏半升（洗）　麦门冬一升（去心）　人参二两　甘草二两（炙）　粳米半升

上七味，以水一斗，煮取六升，去滓，内粳米，煮米熟汤成，去米，温服一升，日三服。

（398）病人脉已解（病邪已去），而日暮（傍晚为阳明经气旺时），微烦（大病初愈，脾胃功能尚弱，食多难消，积滞生热，内扰致烦），以病新差，人强与谷，脾胃气尚弱，不能消谷，故令微烦，损谷则愈

（病由强食所致，非宿食久滞，故不需药物治疗，只需减少食量，减轻脾胃负担，即可自愈）。

提要：瘥后应注意饮食调摄。